DETLEF DRESSLEIN/LAILA KÜHLE

Ich habe mich versehentlich auf den Staubsauger gesetzt

Buch

Man möchte nicht in der Haut des Arztes stecken, dem in der Notaufnahme das Resultat eines Sexunfalls präsentiert wird... Für dieses Buch haben die Journalisten Laila Kühle und Detlef Dreßlein die absurdesten Erklärungen, die unglaublichsten Geschichten und die tragischsten Unfälle bei der nur auf den ersten Blick schönsten Sache der Welt recherchiert und zusammengestellt.

Autoren

Detlef Dreßlein, geboren 1970 in Erlangen, studierte Germanistik in Bamberg und besuchte anschließend die Deutsche Journalistenschule in München. Danach arbeitete er als Pauschalist bei der Frankfurter Allgemeinen Zeitung und war Redakteur bei GQ und Playboy. Seit 2010 ist er als freier Journalist und Autor tätig.

Laila Kühle, 22 Jahre alt, studiert Philosophie. Nebenbei arbeitet sie als freischaffende Journalistin. Dieses ist ihr erstes Buch. Ihrer Familie das Thema ihres Erstlingswerks nahezubringen, war nicht einfach.

Detlef Dreßlein/Laila Kühle

Ich habe mich versehentlich auf den Staubsauger gesetzt

Aberwitzige Sex-Unfälle

blanvalet

MIX
Papier aus verantwortungsvollen Quellen
FSC® C014496

Verlagsgruppe Random House FSC-DEU-0100
Das FSC®-zertifizierte Papier *Holmen Book Cream* für dieses Buch
liefert Holmen Paper, Hallstavik, Schweden.

1. Auflage
Taschenbuchausgabe Juni 2012 bei Blanvalet, einem Unternehmen
der Verlagsgruppe Random House GmbH, München

www.mvg-verlag.de
Redaktion: Mareike Fallwickl, Rif bei Hallein
Umschlaggestaltung: bürosüd°, München
lf · Herstellung: sam
Satz: Uhl + Massopust, Aalen
Druck und Einband: GGP Media GmbH, Pößneck
Printed in Germany
ISBN: 978-3-442-37915-6

www.blanvalet.de

Inhalt

Einleitung

Eine Reise in die Randgebiete der menschlichen Sexualität …

Jeder Mensch hat Sex. Halt, nein, fast jeder: Denn laut Sexualwissenschaftlern sind etwa 5 Prozent der Deutschen asexuell. Diese Menschen haben keinerlei Interesse an irgendeiner Form von Sexualität. Weder paarweise noch in Gruppen, noch allein.

Sie, die wir jetzt der Einfachheit halber zu den restlichen 95 Prozent zählen, werden aber nach der Lektüre dieses Buches womöglich Angst haben, sich überhaupt noch sexuell zu betätigen. Denn wir führen Sie in eine Welt, die den meisten bisher verborgen geblieben ist. Danken Sie dem Herrgott dafür!

Diese Welt ist auch für jene neu, die meinen, schon alles gesehen zu haben. Und bietet überraschende Erlebnisse für alle, die kein noch so perfider Horrorschocker mehr locken kann. Auch sie werden einen neuen Thrill erleben. Denn bei diesen Geschichten kommen selbst harte Kerle ins Zittern und fallen in Ohnmacht (siehe Kapitel 11). Wir entführen Sie in eine Welt des blutigen Gemetzels, des Ekels und des Grusels, in ein Kabinett der Quetschungen, Risse und Hämatome. Auch Sie werden unterhalb der Gürtellinie einige Male zusammenzucken bei der Verbildlichung dessen, was wir Ihnen im Folgenden – so neutral wie nur möglich – schildern. Schildern müssen! Denn es ist uns eine Herzensangelegenheit, Sie zu warnen. All das ist nämlich wirklich so passiert. Irgendwo auf der Welt. Irgendwo in Deutschland.

Wir erzeugen Gänsehautgefühle, die ungefähr so angenehm sind wie das Kratzen an einer Schiefertafel, das Beißen auf Alufolie oder der Anblick eines offenen Beinbruchs. Sie werden einen Ausflug in die »Randgebiete der menschlichen Sexualität« unternehmen, wie es der Münchner Urologe und Sexunfallarzt Michael Autenrieth so wunderbar euphemisiert. Eine brutale Expedition!

Und dennoch: Es wird auch ein großes Vergnügen sein.

Denn wenn der Verstand erst einmal ausgeschaltet ist, begibt sich der Mensch offenbar blind in schier unglaubliche Situationen. Vor allem, wenn er denkt, dass es niemals jemand mitbekommen wird. Wenn ihm dann aber der Gang zum Arzt nicht erspart bleibt, dann wird es so richtig peinlich.

Viele Betroffene erfinden noch auf dem Weg ins Krankenhaus die tollsten Geschichten. Da wollte man sich gerade, nichts Böses ahnend, auf die Toilette setzen, ist dann aber ganz unglücklich, Herrgott, so was von unglücklich, abgerutscht und, ja, es hört sich komisch an, mit dem Hintern voran auf eine Flasche Deodorant gestürzt. Die stand eben genau da, denn am Abend zuvor war man in großer Eile und hat das Deodorant auf den Boden fallen lassen. Das Flakon stand dann eben senkrecht da und ist, ähem, im Hintern gelandet. Alles ein sehr unglücklicher Zufall.

Die Ärzte sind Kummer gewohnt, nehmen auch die unglaubwürdigsten Münchhausiaden mit einer hochgezogenen Augenbraue zur Kenntnis und vermerken auf ihrem Krankenblatt ein einfaches »AU«. Autoerotischer Unfall.

Die meisten Betroffenen aber fügen sich ohnehin schweigend. Denn ihre aktuelle Lage, die Größe und Beschaffenheit des zweckentfremdeten Gegenstands und überhaupt die ganze Situation lassen keinen Raum für glaubhafte Alternativgeschichten. Und der erfahrene Urologe/Proktologe/Gynäkologe ist immer auch Psychologe genug, um schweigend und ernsthaft zu tun, was zu tun ist.

Wenn man bedenkt, wie häufig man im Leben Sex hat und wie viele Menschen es gibt, verwundert es eigentlich, dass die Notaufnahmen nicht voll von Menschen sind, die sich beim Geschlechtsakt verletzt haben. Ist es vielleicht sogar ein sexuelles Armutszeugnis, wenn man sich nicht schon mindestens einmal den Kopf geprellt, den Arm ausgekugelt oder bis zur Ohnmacht masturbiert hat? Oder den Penis gestaucht, geknickt oder eingerissen? Oder die Hoden verdreht? Oder eine holländische Salatgurke, na ja, Sie wissen schon …

Es gibt unendlich viele Möglichkeiten, beim Sex zu verunfallen. Die in diesem Buch beschriebenen Fälle zeugen also zumindest von sexueller Aufgeschlossenheit. Allerdings meist in Verbindung mit einem gewissen Grad an Dämlichkeit oder wenigstens Tollpatschigkeit.

Trotz allem wünschen wir Ihnen viel Spaß bei der Lektüre und hoffen, dass Sie sich »die Sache« keinesfalls vermiesen lassen.

Die Autoren

Schuld war nur der Hypothalamus

Wir können nichts dafür! Sex und Verstand sind zwei Komponenten, die noch weniger zusammenpassen als Obama und Osama, Borussia Dortmund und Schalke 04 oder Ikea-Schrauben und Ikea-Muttern. Das führt uns zur ultimativen wissenschaftlichen Rechtfertigung: Warum wir nämlich gar nicht anders können, als uns in sexuellen Angelegenheiten immer wieder kapital danebenzubenehmen.

Wie kann es eigentlich sein, dass Menschen alle möglichen Dinge tun, um jetzt und in diesem Moment Befriedigung zu bekommen? Dass sie in Ekstase geraten, herumzappeln und sich benehmen wie die Karnickel? Alles ist ihnen egal, nichts ist ihnen peinlich. Sie stöhnen so laut wie brünftige Hirsche und sehen dabei so dümmlich-benebelt aus wie Dauerkiffer am Abend.

Noch wichtiger ist die Frage: Warum stecken sich Menschen riesige Sachen in sämtliche Körperöffnungen? Der gesunde Menschenverstand würde sicherlich davon abraten, sich eine Salatgurke in den Hintern zu schieben oder den Penis in ein Staubsaugerrohr zu stecken. Aber sehr viele Leute tun es trotzdem. Angetrieben von dem sehnlichen Wunsch, einen tollen Orgasmus zu erreichen.

Viele Fragen, eine Antwort: Schuld ist ein gerade einmal münzgroßes Areal im Gehirn. Es lähmt den Verstand und stärkt das Verlangen. In seinem Buch *Keimzellen der Lust* erklärt der (wir geben es zu: umstrittene) britische Neurobiologe Simon LeVay, wie der Hypothalamus, das Zentrum der Lust, funktioniert. Normalerweise werden Informationen im Gehirn über elektrische Impulse weitergeleitet. Große Teile des Hypothalamus können aber auch durch Hormone angeregt werden. Hormone, die von den Hoden, den Eierstöcken oder den Nebennieren kommen und über Rückenmark und Blutkreislauf zum Hypothalamus befördert werden.

Auch andere Bereiche des Gehirns haben Einfluss auf dieses winzige Lustzentrum. Wenn wir zum Beispiel einen attraktiven oder geliebten Menschen riechen, wenn wir ihn sehen, wenn wir von ihm berührt werden, dann werden diese Impulse auf den Weg geschickt, quasi am Verstand vorbei. Und der Hypothalamus bringt uns in einen Zustand der Erregung.

Verschiedene Experimente haben den enormen Einfluss dieses Bereichs bestätigt. Zumindest theoretisch! Denn experimentiert wurde mit Tieren, und die Ergebnisse wurden auf den Menschen übertragen. Besonders bekannt ist ein Versuch aus den 1950er-Jahren. Die Biologen James Olds und Peter Milner reizten den Hypothalamus von Ratten mit Mikroelektroden. Dazu bauten sie in die Käfige einen Hebel, durch dessen Bedienung die Ratten selbst die Erregung ihres Lustzentrums auslösen konnten. Erotisch gesehen ein voller Erfolg! Hätten die Wissenschaftler den Versuch nicht irgendwann abgebrochen, wären die notgeilen Ratten vermutlich verhungert. Denn von dem lustauslösenden Hebel waren sie durch nichts wegzulocken.

Bei einem Versuch der Biologen Vaughan und Fischer wurden Ratten ebenfalls durch elektrische Reizung am Hypothalamus stimuliert. Dieses Mal regelten die Wissenschaftler jedoch selbst die Stromzufuhr. Wenn der Strom angestellt wurde, fingen die Ratten plötzlich an, in ihren Käfigen herumzuspringen und typische Beckenbewegungen zu vollführen. Sobald der Strom wieder abgeschaltet war, verhielten sie sich so brav wie Nonnen. Die elektrischen Reizungen lösten nicht nur einen Reflex aus, sondern erzeugten einen inneren Zustand. Die Ratten hatten auf einmal das dringende Bedürfnis nach Sex. Das zeigten auch ähnliche Versuche an Affen.

Das menschliche Sexualverhalten unterscheidet sich zwar stark von dem einer Ratte. Dennoch sind Parallelen nicht von der Hand zu weisen. So zeigten Störungen am Hypothalamus auch bei Menschen deutliche Auswirkungen. Vom totalen Verlust der Libido bis hin zur Dauermasturbation.

Es gibt aber noch weitere Einflüsse auf unser Sexualverhalten. Die Menge an Geschlechtshormonen im Blut zum Beispiel. Oder unsere Stimmung. Wenn wir uns den ganzen Tag über unseren unfähigen Chef geärgert haben oder unser Lieblingsverein abgestiegen ist, dann ist die Lust auf wilden Sex eher gering. Denn dann sind wir gestresst statt erregt. Dann ist Sex keine Option.

Wenn der Hypothalamus aber in der richtigen Stimmung ist, werden plötzlich alle Gegenstände potenzielle Sexspielzeuge. Dann werden Sachen umgeschmissen, man röhrt wie ein Elch und es wird schon einmal eine Karotte im Hintern versenkt. Kehrt nach dem Sexrausch die Zurechnungsfähigkeit wieder zurück, stellt das Großhirn kluge Fragen: Warum tut der Po so weh? Wie kommt die Möhre da wieder raus? Und: Wie soll ich das dem Notarzt erklären?

Von toten Aalen, ausgefallenen Haaren und Krücken: Sexunfälle bei Promis

Es trifft Schauspieler, Musiker, Politiker – oder ihre Frauen. Vor Sexunfällen sind auch Promis nicht gefeit. Und hier wird klar, dass auch sie nur Menschen sind, die sich für den perfekten Orgasmus den Penis brechen, beinahe ersticken, sich Muskeln zerren oder fast ertrinken. Peinlich ist dabei aber oft noch mehr, dass sie es uns mitteilen.

Der weltweit berühmteste Sexunfall ereignete sich irgendwo in der Berliner Gegend. Der Patient jedenfalls landete in der Charité, wo man die Angelegenheit routiniert wieder geraderückte. Auf diese Weise brachte Dieter Bohlen auch den Penisbruch auf die Agenda des deutschen Medienboulevards und in die Köpfe von Millionen Männern. Wie es genau passierte, darüber geben glücklicherweise gleich mehrere Standardwerke der neueren deutschen Literatur Auskunft.

»Ich war mit vollem Eifer bei der Sache, als es plötzlich pfffffttt! machte, als ob ich mit dem Fahrrad über eine Dose gefahren wäre«, schreibt Bohlen in seinen 2002 vorgelegten Memoiren *Nichts als die Wahrheit*. Und weiter: »Um mich herum war alles rot, der kleine Dieter wurde blau und schwarz. Innerhalb von Minuten sah er aus wie ein toter Aal.«

Auch die damals nicht unwesentlich beteiligte Nadja Abd El Farrag gibt in ihrer 2003 erschienenen Biografie *Ungelogen* sachdienliche Hinweise. »Ich lag unten, und irgendwann, wie das so ist, haben wir uns ziemlich heftig bewegt, und er wollte zum Endstoß kommen.« Abd El Farrag weiter: »Im Eifer des Gefechts rutschte er ab beziehungsweise raus und knallte rechts oder links an mein Schambein. Dann hat es knack gemacht.« Also die klassischen Voraussetzungen für einen Penisbruch: Einer der Beteiligten ist unachtsam. Auch in ihrer Erinnerung glich das Resultat der Beischlafbemühungen einem Massaker: »Alles war voller Blut, und Dieters bestes Stück war so dick wie eine Muräne und dunkelblau angelaufen.« In ihrer Aufregung wählte sie mehrere Male die 112 und insgesamt drei Feuerwehren und zwei Notarztwagen fanden sich ein. Zu allem Überfluss diagnostizierte man im ersten Krankenhaus lediglich eine Prellung.

Die Lage war aber sehr ernst. Laut Bohlens Niederschrift sagte ihm der Arzt: »Wenn Sie auch nur drei Stunden später gekommen wären, Herr Bohlen, dann wäre das Ding nie wieder zu gebrauchen gewesen.« Kurz danach rief auch schon die *BILD* an, und alles wurde gut – und publik.

Kurioserweise ist Bohlen laut eigenen Angaben auch einer der wenigen Männer, denen so ein Malheur zweimal widerfuhr. 1995 sei dies gewesen, mit einer namenlosen Dame in Magdeburg. Auch diesmal sei die Notoperation gelungen, wenn auch nach einer Hochgeschwindigkeitshasardfahrt von Magdeburg nach Hamburg.

Ebenfalls weitverbreitet ist unter Promis der Sextod durch Ersticken. In Fachkreisen ist dieses Phänomen als Asphyxiophilie bekannt, die Neigung zur Atemreduktion (Asphyxie). Darauf gehen wir in diesem Buch noch näher ein (vgl. Kapitel 10). 2009 verstarb Schauspieler David Carradine in einem Hotelzimmer in Bangkok – nackt, mit Schlingen um Hals und Genitalien. Und auch Michael Hutchence, der Sänger der australischen Rockband INXS (hatten Hits wie: »Need You Tonight«, »Devil Inside, »Suicide Blonde«) erlag vermutlich 1997 seinem Hang, sich durch Atemreduktion Lust zu verschaffen. Aufgefunden wurde er im November 1997 in Zimmer 524 des Ritz Carlton in Sydney. In einer, wie es laut *SPIEGEL* der Hoteldirektor formulierte, »etwas ungewöhnlichen Situation«: Er hing nackt am Türknauf, den Hals in einem zur Schlinge geformten Ledergürtel.

Mit einer schwarzen Kapuze auf dem Kopf und einem schwarzen Röckchen, den Kopf mit einem Lederband an die Stirnseite des Bettes gebunden: So starb 1996 Kevin Gilbert, der als Produzent und Aufnahmeleiter an Alben von Michael Jackson oder Madonna mitgearbeitet hatte. Und der konservative britische Politiker Stephen Milligan wurde 1994 von der Polizei gefunden – nackt bis auf Strapse. Er hatte sich ein Elektrokabel um den Hals geschlungen, um sich sexuell zu erregen, und sich dabei erwürgt.

Ebenfalls nicht überlebt hat Horst Skoff sein letztes sexuelles Erlebnis. Der österreichische Tennisstar, der 1989 immerhin Superstars wie Boris Becker und Goran Ivanisevic besiegt hatte und bis auf Platz 18 der Weltrangliste kletterte, wurde 2008 tot in einem Hamburger Sexklub aufgefunden. Er hatte offenbar ein Doppelleben geführt. Laut der Tageszeitung *Österreich* trieb den Sportstar immer wieder die Lust an Sadomaso-Spielchen in die Hansestadt, wo er stets bereits am Flughafen von zwei Dominas empfangen worden sein soll, die ihn in einen Sexklub am Hammer Steindamm brachten. Bis zu dem Tag, als Skoff dort einen Herzinfarkt erlitt und im Alter von 39 Jahren starb.

Aber meistens ist ein Sexunfall auch bei Promis ein für die öffentliche Umwelt eher lustiges Ereignis. Natürlich hat auch Schlagerfossil Jürgen Drews dazu einiges zu berichten. »Es war ein Sexunfall«, gab der Kornfeld-König von Mallorca 2001 der *BILD* zu Protokoll. »Wir probten gerade eine Liebesstellung aus dem indischen Kamasutra, bei der Ramona im Spagat auf mir saß. Ich habe mich dabei so wild bewegt, dass sie runtergefallen ist«, erzählte der gereifte Barde. Bei diesem Sturz zog sich die knapp 30 Jahre jüngere Gemahlin Ramona einen Muskelfaserriss im linken Knie zu. Sechs Wochen musste sie an Krücken gehen. Sie durfte sich dabei aber immerhin über ihren fürsorglichen und verständnisvollen Ehemann freuen. »In dieser Zeit machten wir nur ganz sanften Blümchensex«, berichtete Drews der *BILD*.

Der 81 Zentimeter große Schauspieler Verne Troyer, bekannt geworden in seiner Rolle als »Mini-Me« in den Austin-Powers-Filmen, ist nach Aussage seiner Exfreundin Ranae Shrider beim Sex mit ihr in der Badewanne einmal fast ertrunken, weil er im dichten Schaumbad verloren ging.

Victoria Beckham verdankt einem tragischen Sexunfall den Verlust ihrer Extensions. Und entschied sich daraufhin, ihr Haar kurz zu tragen. »Ich war gerade in wilder Leidenschaft, als sich meine Haarverlängerungen lösten – es war mir so peinlich«, erzählte sie im November 2006 freimütig einem britischen TV-Sender. Was Ehemann David genau veranstaltet hat, um jenes Frisur-Stalingrad anzurichten, ist leider nicht überliefert.

Ebenfalls der Kategorie »Dämlich und albern« ist wohl die Sexpanne von Ober-Playboy Hugh Hefner zuzurechnen. Der vergreiste Herr der Hasen erzählte einem Onlinedienst im November 2009, dass er in den 1970er-Jahren fast an einem verschluckten Sexspielzeug erstickt wäre, an einer Liebeskugel nämlich. Weil er im Eifer des Gefechts wohl den Überblick verlor, vergnügte er sich doch zeitgleich mit vier Bunnys.

Bei all dem fragt man sich schon, was nun peinlicher ist: Der Sexunfall – oder doch das öffentliche Reden darüber. Letzte Zweifel beseitigt die Schmonzette, die kürzlich eine gewisse Kimberly Hoppe per *Abendzeitung*, einem Boulevardblatt aus München, verbreitete. Hoppe ist dort »Leute-Kolumnistin«, also eine Art Klatschreporterin, und sie meinte im Oktober 2009 ihre laut Mediadaten rund 250.000 Leser mit Auszügen aus ihrem Liebesleben bereichern zu müssen. Wir zitieren: »Erst landeten wir im Pimpernel, dann bei mir. Tranken Schampus, Schampus, Schampus. Nach der zweiten Flasche Moët und dem dritten Mal Beth-Ditto-Anhören ging es ins Bett und ab die Post. (...) Das kam so plötzlich und heftig, dass ich für einen kurzen Moment echte Todesangst hatte. Alle vier Bettbeine brachen gleichzeitig ab und das Bett knallte mit einem lauten RUMMMMS aufs Parkett. Basti The Kid plumpste auf die Seite, schmiss dabei die Schampusgläser um und wusste nicht, wie ihm geschieht. Ich schrie: ›Hilfe!‹, und rechnete schon mit dem Besuch eines Sondereinsatzkommandos. Dann merkte ich, was passiert war. Nämlich nix – außer, dass mein Bett komplett zerstört ist, das Parkett zerkratzt und wir beide ziemlich viele blaue Flecken haben.«

In diesem Sinne bleibt nur zu schließen: Was auch immer passiert – es gibt nichts, was unsere Promis nicht schon eine Spur peinlicher hinbekommen hätten.

Solo am Becken: Unfälle bei der Selbstbefriedigung

Auf die dümmsten Ideen kommt man, wenn man allein und ohne Aufsicht ist. Vor allem bei der Beschäftigung mit den eigenen Genitalien. Das wäre wohl nicht weiter schlimm, wenn Menschen nicht immer so einfallsreich wären. Und Gegenstände aller Art an Orte brächten, wo sie definitiv nicht hingehören …

Serbe und Igel

Statt in eine Fachklinik ging ein 35 Jahre alter Serbe im September 2006 in Belgrad lieber zu einem Quacksalber. Sein Leiden: vorzeitiger Samenerguss. In der Klinik hätte man ihm helfen können, der selbst ernannte Wunderheiler riet dem Mann zum Geschlechtsverkehr mit einem Igel. Was dieser auch versuchte. Dabei verletzte er sich jedoch so schwer, dass er nun doch ein Krankenhaus aufsuchen musste. Dort konnte man ihm dann bei beiden Problemen helfen. Der Igel blieb körperlich unversehrt.

Der sitzt!

Auf einer proktologischen Station in Brandenburg erschien kurz nach der Wende ein Mann, der berichtete, er sei nackt gestürzt und dabei unglücklich auf einen Stuhl gefallen. Bei der folgenden Untersuchung fand der Arzt ein etwa 20 Zentimeter langes Stück eines Stuhlbeins, dessen Ende frisch abgesägt worden war. Der Patient erläuterte, er habe dies selbst erledigt, da er ja nicht mit dem ganzen Stuhl ins Krankenhaus habe fahren können. Während der Behandlung wirkte der Patient entspannt, schien fast keine Schmerzen zu empfinden, auch sein Anus konnte ungewöhnlich weit gedehnt werden. Offensichtlich handelte es sich bei ihm um eine regelmäßig durchgeführte Praxis sexueller Stimulation, die nur diesmal im Krankenhaus endete.

Trimm dich fit!

Masturbation findet ja meist in privaten Gefilden statt. Manchmal jedoch wagt sich der Solo-Liebende auch in die Öffentlichkeit. In Hongkong befreiten Sanitäter laut Berichten der lokalen Zeitung *Apple Daily* im August 2008 einen Mann respektive sein Geschlechtsorgan aus einem Fitnessgerät, das zu einem Trimm-dich-Pfad in einem öffentlichen Park gehörte. Die Konstellation des Mannes am Gerät ließ eindeutig auf masturbatorische Absichten schließen. Allerdings erwies sich die Aktion als schwierig. Der 42 Jahre alte Mann musste samt dem 2,50 Meter langen Sportgerät in ein Krankenhaus transportiert werden, nachdem alle Befreiungsversuche im Park gescheitert waren. Dort angekommen, benötigten die Ärzte noch vier Stunden, bis die Geräte wieder getrennt waren.

Verkehrshindernisse

Der Beruf des Fernfahrers gehört zu den härtesten und eintönigsten. Somit ist nachvollziehbar, dass ein 30-jähriger »Kapitän der Landstraße« im September 2009 Abwechslung suchte. Dumm nur, dass er sich während der Fahrt über schwedische Landstraßen mehr auf das Onanieren als auf die Straßenführung konzentrierte. Die Folge: Der Lkw des Aacheners krachte in die Leitplanke und blockierte den Verkehr zwischen Göteborg und Stockholm mehr als zehn Stunden lang. Damit nicht genug. Der nach wie vor unbefriedigte Fahrer wurde leicht verletzt in einem Krankenhaus in der Nähe von Boras behandelt, wobei er randalierte und eine Krankenschwester gegen eine Wand schleuderte. Beim anschließenden Verhör auf dem Polizeirevier begann er während der Befragung durch die Beamten wieder zu onanieren. Daraufhin erließ die Staatsanwältin Haftbefehl wegen »grob fahrlässigen Verhaltens im Verkehr, Fahren unter Drogeneinfluss, Widerstands gegen die Staatsgewalt und sexueller Belästigung«, wie die Deutsche Presse-Agentur (dpa) meldete. Der Westfale verbrachte die folgenden Monate hinter »schwedischen Gardinen«.

Fiebermessungen

Ein 45 Jahre alter Schweizer betrat im Jahr 2004 leicht panisch die Notfallstation einer urologischen Klinik in St. Gallen. Er habe sich, berichtete der verheiratete Mann, mit einem 17 Zentimeter langen Thermometer die Harnöhre sexuell stimuliert, als das Messgerät plötzlich zerbrochen sei. Den Teil, der noch herausschaute, hatte sich der Mann selbst entfernt. Bei der Untersuchung konnten die Ärzte den im Penis verbleibenden Teil erfühlen, beschlossen aber vorsorglich, das Geschlechtsteil des Mannes zu röntgen. Eine gute Idee. Denn die Ärzte staunten beim Betrachten der »Becken-Übersichtsaufnahme« nicht schlecht, als sie in der Harnröhre des Patienten noch weitere Bruchstücke ausmachten. Bei der folgenden Operation fanden die Chirurgen schließlich eine ganze Reihe von Elementen, die eindeutig nicht zueinandergehörten. Es war offensichtlich nicht das erste Mal, dass der Mann diesen Weg der Stimulation gewählt hatte. Glücklicherweise hatte er kein Quecksilberthermometer verwendet, sodass der herbeigerufene Toxikologe dem Mann grünes Licht für seine Entlassung geben konnte. Bei einer Nachuntersuchung einige Monate später konnte dem Mann Kontinenz und Erektionsfähigkeit attestiert werden.

Voller Einsatz

Mitunter beschäftigt eine Unachtsamkeit bei der nächtlichen Masturbation gleich mehrere Stationen eines Klinikums und ein Dutzend Mediziner obendrein. Im Jahr 2005 erschien in Aachen eines Nachts um vier Uhr ein 69 Jahre alter, alkoholisierter Mann in der Rettungsstelle. Er war in eine Decke eingehüllt und hatte starke Schmerzen im genitalen Bereich. Als er die Decke ablegte, sah der Arzt, dass der Mann seinen gesamten Penis in eine 1,5-Liter-Coca-Cola-Flasche gesteckt hatte. Der Penis war mittlerweile rot und angeschwollen. Mehr als zehn Stunden steckte das Glied bereits in der Flasche. Um eine Verschlimmerung des Zustands zu vermeiden, musste die Flasche so schnell wie möglich entfernt werden. Zunächst versuchte man es mit einem Bolzenschneider, der jedoch nicht gefahrlos angesetzt werden konnte. Außerdem reicht ein einfaches Schneidegerät für eine PET-Flasche nicht aus. Auch eine elektrische Säge aus Stahl konnte nicht benutzt werden, da diese ebenfalls eine zu große Verletzungsgefahr für den Patienten darstellte. So beschlossen die Ärzte, eine Diamantfräse aus der zahnärztlichen Station zu benutzen. Dabei aber entstand eine so starke Hitze, dass der geschmolzene Kunststoff die Fräse verklebte und unbrauchbar machte. Nachdem der dritte Diamantbohrer ohne Erfolg verschlissen worden war, brach der Zahntechniker die Aktion ab. Erst ein elektrischer Bohrer aus Stahl, wie er gemeinhin in der Neurochirurgie zum Öffnen von Schädelknochen benutzt wird, konnte die Colaflasche schließlich durchtrennen. Aber auch hier brauchten die Chirurgen mehrere Versuche, um die Flasche ganz vom Penis zu entfernen. Der Patient verschwand sofort aus der Klinik und verweigerte jede weitere Behandlung. Einige Wochen später bestätigte er aber via Telefon, dass es ihm und seinem Penis wieder gut gehe.

Mach mal Pause

Mit starken Schmerzen, so ist es in der Zeitschrift *Archiv für Kriminologie* zu lesen, sowie einem blutigen und aufgerissenen Hoden tauchte ein Mann in einer urologischen Station auf. Der Patient gestand, in seiner Mittagspause seinen Penis gegen einen Keilriemen der Maschine an seinem Arbeitsplatz gedrückt zu haben. Da er sich zu weit nach vorn lehnte, verletzte er sich dabei seinen Hodensack auf sehr schmerzhafte Weise. Anschließend wollte er seine Wunde selbst versorgen – allerdings mit einem Tacker. Verbessert hat diese Brachialmethode verständlicherweise nichts. Im Krankenhaus konnten die Verletzungen des Mannes aber erfolgreich behandelt werden.

Fisch ist gesund

Eine Gräte in der Luftröhre zu haben, ist bereits sehr unangenehm. Den Schmerz, den jener Teil des Fischgerippes jedoch in der Harnröhre verursacht, will man sich nicht vorstellen. Womöglich suchte genau diesen aber ein junger Mann aus Magdeburg, der damit vor einigen Jahren allerdings nicht nur in der Praxis eines Urologen, sondern auch in dessen Sammlung von Absurditäten landete.

Nicht nur Stroh im Kopf

Mithilfe eines Strohhalms schob sich ein kleiner Junge aus Magdeburg einen Stofffetzen durch die Harnröhre bis in die Blase. Ob ihn sexuelle Stimulanz oder einfach nur Neugierde dazu motivierte, konnte der Urologe nicht sagen. Nur musste der Arzt versprechen, den Eltern nichts zu verraten. In der Blase hatte sich allerdings durch die Ablagerungen ein Blasenstein gebildet, der durch einen operativen Eingriff entfernt werden musste.

Drahtiger Typ

Beim Versuch eines Mannes aus Sachsen-Anhalt, sich mit einem dünnen Metalldraht sexuell zu stimulieren, blieb das ungewöhnliche Hilfsmittel in der Harnröhre stecken. Da es dem Mann jedoch zu peinlich war, einen Arzt aufzusuchen, beschloss er zu warten – in der Hoffnung, dass sich der Draht beim Urinieren von selbst »entfernen« würde. Mehrere Wochen gelang es ihm, die unglaublichen Schmerzen zu unterdrücken, aber irgendwann wurde es auch dem schamhaften Mann zu viel und er wagte den Arztbesuch. In der Zwischenzeit hatten sich an dem Metalldraht allerdings zahlreiche Kalkablagerungen gebildet, sodass nur ein medizinischer Eingriff den Mann endlich von seinen Qualen erlösen konnte.

Übers Jahr

Wie fatal übertriebene Schamhaftigkeit sein kann, die einen nach einem Sexunfall vom obligaten Arztbesuch abhält, zeigt das Beispiel eines jungen Mannes. Ihm riss beim Geschlechtsverkehr das Frenulum, das Vorhautbändchen. Das ist für Ärzte ein fast alltäglicher Eingriff, meist ist das Ganze mit zwei Stichen schon versorgt. Da besagter Mann jedoch monatelang nicht zum Arzt ging, bildete sich nach über einem Jahr um seine Eichel herum eine Ringnarbe. Diese verursachte nicht nur starke Schmerzen, sondern führte auch zu einer Phimose, einer Vorhautverengung. Aufgrund der starken Narbenbildung mussten dem Mann in einer Operation Teile seiner Eichel und die ganze Vorhaut entfernt werden.

Du hast die Haare schön

Auch in Rumänien ist man vor interessanten Zwischenfällen bei der Masturbation nicht gefeit. In Arad an der Westgrenze Rumäniens ereignete sich Anfang 2009 ein klassischer Unfall. Eine 37 Jahre alte Frau kam ins örtliche Hospital und bettelte förmlich um Erlösung. Man sah ihr an, das sie schlimme Qualen litt. Auf einem Röntgenbild des Unterleibs machten die Ärzte des Übels Ursache schnell aus. Im Rektum der Frau steckte eine Dose. Eine sehr große längliche Dose. Erst als man diese entfernt hatte, konnte man erkennen, um was für ein Gefäß es sich genau handelte: eine Haarspraydose. Wie und warum diese Dose an jenem Ort war, wollte die Frau nicht verraten.

Stichtag

Ein älterer Mann gab bei einer Untersuchung an, er habe eine Nadel in seiner Hose vergessen, bevor er diese angezogen habe. Es handelte sich dabei um eine sehr dünne Nähnadel, die mit der Einstichspitze voran in der Harnröhre steckte. Der Mann stritt ab, in masturbatorischer Absicht gehandelt zu haben. Dem widersprach allerdings der Augenschein. Die Ärzte wunderten sich sehr über offensichtlich ältere Einstichwunden um die Mündung der Harnröhre herum. Ein längerer Krankenhausaufenthalt war jedoch nicht vonnöten.

Alte Liebe

Eine 80 Jahre alte Dame erzählte Anfang der 1990er-Jahre bei ihrer Aufnahme in ein Berliner Krankenhaus, sie sei in ihrer Badewanne ausgerutscht und dabei auf ein Trinkglas gefallen, das auf dem Wannenrand gestanden habe. Der Gynäkologe glaubte dies zwar nicht, ordnete jedoch sofort eine Operation an. Das Kristallglas befand sich noch in der Vagina, war aber durch den Druck zerbrochen. In mühseliger Kleinarbeit musste jeder Splitter mit verschieden großen Zangen entfernt werden. Besonders schwierig war es, den viereckigen Boden mit seinen spitzen Ecken in einem Stück zu entfernen. Es kam glücklicherweise zu keinen Einschnitten in die Vagina, sodass die Frau bald wieder entlassen werden konnte.

Frauensache

Ein Mann humpelte in die Notaufnahme. Der Grund für seinen unrunden Gang war ein handelsüblicher Vibrator für Frauen, den er sich rektal eingeführt hatte. Unglücklicherweise war das Liebesspielzeug so groß, dass er es nicht mehr herausbekam. In der Abteilung für innere Medizin wurde er schließlich von mehreren Ärzten behandelt. Als sie den – noch summenden – Vibrator aus ihm entfernt hatten, wurde er der einzigen weiblichen Ärztin im Raum gegeben. Mit der Begründung, dass sie sich damit wohl am besten auskenne.

Sportlich

In der amerikanischen Fachzeitschrift *Diseases of the Colon & Rectum* wurde der Fall eines 49 Jahre alten Fans des Baseballteams Oakland Athletics beschrieben. Er hatte sich aus Freude über den Titelgewinn der Mannschaft einen Baseball in sein Rektum geschoben. Im Letterman Army Medical Center in San Francisco versuchte man unterschiedliche Techniken, um den Fremdkörper wieder zu entfernen. Zunächst nahm man eine Geburtszange zur Hand, dann einen Haken, den man um den Ball zu legen versuchte. Als beides nicht funktionierte, war eine Operation schließlich die einzige Möglichkeit. Dabei schraubten die Ärzte einen sehr langen Korkenzieher in den Ball und zogen ihn so heraus.

Probleme beim Stuhlgang

Ein junger Mann berichtete in einer Magdeburger Arztpraxis, er habe sich falsch auf einen Stuhl gesetzt. So »falsch« allerdings, dass er sich dabei einen Hoden quetschte. Die Folge war ein Hodentrauma, das den behandelnden Arzt zu einer Semikastration zwang. Der betroffene Hoden musste also entfernt werden. Derlei Traumata können auch entstehen, wenn man etwa mit voller Wucht beim Fahrradfahren auf die Stange knallt. Hier war es allerdings die fragwürdige Geschichte, die den Arzt auf eine schiefgegangene sexuelle Aktivität schließen ließ.

Groß, größer ...

Das Einführen von möglichst großen Gegenständen in den Anus ist besonders den Proktologen bekannt. Die übliche Größe überschreitet dabei einen Durchmesser von ein paar Zentimetern nicht. Weitaus ungewöhnlicher war der Gegenstand, den ein Proktologe in Brandenburg aus dem Anus seines Patienten holte. Eine Backdose in der Größe eines Einweckglases wurde als Masturbationshilfe missbraucht und konnte vom Patienten nicht mehr selbstständig entfernt werden.

Gute Fahrt

In einer Rettungsstelle wurde ein Autounfall gemeldet. Ein Schwerverletzter, lautete die Durchsage, sei mit seinem Kraftfahrzeug gegen einen Baum geprallt. Bei der Bergung des Verletzten fiel den Sanitätern die geöffnete Hose auf. Als der Mann im Krankenhaus wieder zu sich kam, befragten ihn die Polizisten zum Unfallgeschehen und sprachen ihn auch auf seine offene Hose an. Der Mann gab schließlich zu, während der Fahrt masturbiert zu haben. Für die Versicherung war dies ein Grund, den Schaden nur teilweise zu begleichen.

Verschraubt

1995 wurde in den USA der Fall eines Mannes publik, der mit einer starken Darmverletzung in einer Notaufnahme gelandet war. Er hatte sich zuvor mit einer 20 Zentimeter langen Schraube anal befriedigt. In einer Notoperation versuchten die Ärzte, die Darmeinrisse zu behandeln und die Blutungen zu stoppen. Vergeblich. Der Mann verstarb aufgrund einer extremen Verunreinigung der Bauchhöhle durch Stuhl.

Mein Freund, der Baum

Ein 80 Jahre alter Rentner hatte in die Rinde eines Baumes ein weibliches Genital geschnitzt und dieses zur Onanie genutzt. Eines Morgens wurde der Mann tot neben dem Baum aufgefunden. Durch das Reiben an der Rinde hatte er sich seinen Penis aufgeschnitten und war verblutet.

Obst und Gemüse: nicht immer gesund!

Ein besonderes Verhältnis zu Obst und Gemüse entwickelte ein 54-Jähriger. Er führte eine Gurke in das Rektum ein, die erfolgreich entfernt wurde. Später wurde er mit einer Pastinake an gleicher Stelle eingeliefert. Auch kein Problem für Ärzte. Als er sich jedoch nach der erfolgreichen Operation umgehend zwei Äpfel einführte, konnten auch die Ärzte ihn nicht mehr retten. Der Mann verstarb an einer Bauchfellentzündung.

Erwischt

In eine Notfallstation wurde ein Jugendlicher eingeliefert, der von seiner Mutter begleitet wurde. Als man ihn bei der Aufnahme fragte, was ihm denn fehle, ergriff die Mutter sofort das Wort und verlangte nach einem »Männerarzt«. Im Behandlungsraum wurde der Jugendliche gefragt, wie man ihm helfen könne. Erneut antwortete die Mutter: Er habe an sich herumgespielt. Weiters erzählte sie dem Arzt, dass sie ihren Sohn bei der Masturbation erwischt habe und er sich schnell die Hose hochgezogen habe, wobei er sich seinen Hodensack im Reißverschluss eingeklemmt habe. Der Jugendliche verfolgte den Dialog mit hochrotem Kopf und starrte dabei auf den Boden.

Gute Akkus …

Da er, wie er sagte, seinen Stuhlgang anregen wollte, hat ein 32 Jahre alter Münchner einen eingeschalteten Vibrator in seinen Anus geschoben. Leider konnte dieser nicht mehr herausbewegt und auch nicht abgeschaltet werden. Da das dem Mann wahnsinnig peinlich war, summte der Apparat anderthalb Tage. Erst als endlich die Batterie leer war, fuhr der Mann in ein Krankenhaus.

... schlechte Akkus

Mit einer Verätzung im Genitalbereich kam eine Patientin in eine gynäkologische Notfallstation. Betroffen waren nur die äußeren Schamlippen. Bei der Anamnese gab sie zögerlich an, die Batterien ihres Vibrators seien während des Betriebs ausgelaufen, woraufhin sie ein leichtes Brennen gefühlt habe, das immer stärker geworden sei.

Versandfertig

Einem etwa 40 Jahre alten Mann konnte man schon ansehen, was mit ihm los war, als er die Rettungsstelle betrat. Seine Hose war im Schritt voller Blut und sein Gesicht war sehr blass, was von starkem Blutverlust zeugte. Da man einen Kreislaufzusammenbruch befürchtete, wurde der Patient sofort in einen Behandlungsraum geführt, wo sich das Pflegepersonal um die Blutstillung und die Kreislaufstabilisierung kümmerte. Als man ihm die Hose auszog, zeigte sich den Pflegern ein grausiges Bild. Der Patient hatte sich Paketklebeband um seinen Hodensack (Skrotum) geschnürt. Als er versucht hatte, dies wieder zu entfernen, war ihm ein Teil der Haut seines Skrotums abgerissen. Einige Fetzen des Klebebandes waren noch am Hodensack verblieben. Nachdem der Patient beruhigt und wieder stabil war, konnten die Ärzte mit der Behandlung beginnen. Ein chirurgischer Eingriff war nicht nötig, das Augenmerk lag darauf, eine Infektion zu verhindern.

Das kleine Krabbeln

Eine ganz spezielle Form der Masturbation bedeutet die Mitwirkung von Insekten. Ein Mann führte sich regelmäßig Mehlwürmer in den Penis ein, die dann mit der Ejakulation wieder herausgeschleudert wurden. Das Krabbeln innerhalb der Harnröhre schien bei ihm ein starkes Lustgefühl auszulösen. Einmal jedoch wanderte ein Mehlwurm in die Blase und kam nicht mehr heraus. Er musste schließlich operativ entfernt werden.

Kerzengerade

Aus dem Kuriositätenordner des Urologen Werner Kammer stammt der Fall eines Mannes, der durch ungewöhnliche Maßnahmen seiner Impotenz begegnen wollte. Er verflüssigte Paraffin, das man auch zur Herstellung von Kerzen benutzt, und injizierte es in seinen Penis. Er gab an, das getan zu haben, um mit einer Krankenschwester, die er gerade kennengelernt hatte, den Abend zu verbringen. Auch in seiner Brust gab es ältere Spuren von Paraffininjektionen, die bereits zu eitern anfingen. Mit einer Dauererektion und hohem Fieber wurde er schließlich in ein Krankenhaus eingewiesen, wollte jedoch am nächsten Tag wieder entlassen werden. Erst drei Monate später tauchte er wieder auf, dieses Mal verlor er durch zwei Öffnungen am Penis Urin. Die Ärzte diagnostizierten Tumore in den Testikeln. Man verordnete daraufhin eine psychische Untersuchung des Mannes.

Erfolglos

In den 1990er-Jahren wurde ein Mann mit einer stark blutenden offenen Wunde an seinem Penis auf eine Urologische Notfallstation eingeliefert. Bei der Untersuchung zeigte sich, dass die Verletzungen derart gravierend waren, dass die Ärzte um eine Teilamputation nicht herumkamen, was äußerst selten der Fall ist. Da der Patient insgesamt einen labilen Eindruck machte, holte man schließlich einen Psychologen hinzu. Was der herausfand, überraschte selbst die erfahrenen Ärzte. Der Mann gab preis, dass er sein Leben lang privat und beruflich erfolglos war. Dies projizierte er auf sein Sexualleben. Aus dieser seelischen Verzweiflung heraus hielt er seinen Penis in eine Küchenmaschine, in der Absicht, sich selbst zu kastrieren. Als einige Wochen später seine Verletzungen abgeheilt waren, wurde er auf eigenen Wunsch in psychotherapeutische Behandlung übergeben.

Onlinebestellung

Verletzungen am Penis können vielseitig sein. Ein Mann ging zu seinem Urologen und klagte über starkes Jucken und Brennen an seinem Glied. Tatsächlich hatte er einen starken Ausschlag, der sich über den gesamten Penisschaft erstreckte. Der Patient gab schließlich zu, ein Sexspielzeug im Internet bestellt zu haben, bei dem man eine geleeartige Flüssigkeit anrühren musste, um diese als Vaginaersatz zu benutzen.

Morgens in Deutschland

Trotz seiner morgendlichen Erektion (vulgo »Morgenlatte«) hatte ein Mann das starke Bedürfnis zu urinieren. Um in die Kloschüssel zu treffen, nahm er deshalb seinen Penis sehr fest in die Hand und drückte ihn hinunter. Da habe es einen Knacks gegeben und der Penis sei stark angeschwollen, berichtete der Mann. Um den peinlichen Gang zum Arzt zu vermeiden, legte er sich selbst feuchte Umschläge an. Erst nach acht Tagen voller Schmerzen beschloss er, in eine Klinik zu fahren. Er wurde sofort operiert.

Bauchschmerzen

Ein 13 Jahre altes Mädchen wurde in eine gynäkologische Ambulanz eingeliefert. Es litt unter heftigen Bauchschmerzen. Untersuchungen bei gastroenterologischen Kliniken hatten zu keinem Ergebnis geführt, weshalb der Gang zum Gynäkologen empfohlen wurde. In diesem Alter muss man mit dem ersten noch sehr schmerzhaften Eisprung rechnen. Wie sich herausstellte, war das Corpus Delicti aber ein kleiner Barbieschuh, den das Mädchen in die Vagina geführt hatte. Er hatte sich am Muttermund eingenistet und dort zu schmerzhaften Reizungen geführt.

Wetten, dass ..?

Ein Urologe aus Köln erzählt: »Es war erst sechs Uhr morgens, ich hatte gerade meinen Dienst begonnen, als ein junger Patient zu mir geschickt wurde. Er erzählte mir, dass er etwas an seinem Penis habe. Ich schaute mir also die Sache an. Und tatsächlich: Der Bedauernswerte hatte einen Bleistift in seinem Penis stecken, der bis in die Blase hineinreichte. Es muss entsetzlich wehgetan haben. Der junge Kerl erklärte mir, dass er am Abend zuvor mit seinen Freunden unterwegs gewesen war und sie alle sehr, sehr viel getrunken hatten. Wahrscheinlich hatte er eine Wette verloren – so genau konnte er sich nicht mehr erinnern – und als Einsatz musste er sich dann wohl diesen Bleistift in die Harnröhre schieben. In seinem Rausch hat er die Schmerzen nicht gespürt, erst als die Wirkung des Alkohols nachließ, tat ihm sein Penis immer mehr weh. Und natürlich bekam er einen richtigen Schrecken, als er den Bleistift sah. Die ganze Angelegenheit war ihm so schrecklich unangenehm, dass er sich ständig bei mir entschuldigt hat. Wir mussten ihn dann sogar operieren, aber nicht am Penis selbst, sondern über die Bauchhöhle. Durch die Blase wurde der Stift dann entfernt.«

Prost!

Mit schmerzverzerrtem Gesicht kam ein Mann in eine Notaufnahme. Er humpelte stark und gab an, etwas im Rektum stecken zu haben. Die Ärzte staunten nicht schlecht, als sich beim Betrachten der Röntgenaufnahme die charakteristische Form einer Bierflasche abzeichnete. Denn von außen konnte man rein gar nichts erkennen. Die Pfandflasche musste herausoperiert werden, weil sie sich im Dickdarm verkeilt hatte. Das Gefäß wurde dem Mann als Andenken mitgegeben.

Erdäpfel

In den 1950er-Jahren wurde eine verwitwete Bäuerin von einem Gynäkologen untersucht. Sie gab an, vom Bauern des Nachbarhofes vergewaltigt worden zu sein. Bei der Untersuchung fand der Arzt eine Kartoffel in ihrer Vagina. Die Bäuerin sagte, nichts von der Kartoffel zu wissen. Sie sei vermutlich dort hineingeraten, als der Nachbar sich auf dem Kartoffelhaufen über sie hergemacht habe und aus purer Bosheit am Ende wohl noch eine Kartoffel »hinterlassen« habe. Den Polizisten, denen sie die gleiche Geschichte erzählte, kamen an dieser Stelle erste Zweifel. Die Frau wurde auf weitere Spuren an ihren Kleidern untersucht, sie hatte ja ausgesagt, dass es zu einem Kampf mit dem Nachbarn gekommen sei. Die Kleidung und vor allem die Unterwäsche wiesen keine Kampfspuren auf. Auch der Kartoffelhaufen war als potenzieller Tatort untypisch ordentlich. Da sich auch sonst keine Hinweise auf eine Vergewaltigung ergaben – es fehlten auch Spermaspuren oder Hautzellen des Verdächtigen –, wies man die Bäuerin mahnend darauf hin, dass eine Falschaussage eine Straftat sei. Dennoch oder gerade deshalb blieb die Witwe bei ihrer Aussage. Die Polizisten aber gingen davon aus, dass sie mit einer Kartoffel masturbiert und diese sich festgesogen hatte. Die Ermittlungen gegen den benachbarten Bauern wurden deshalb eingestellt.

Feuerspiele

Ein homosexueller Mann kam mit Beschwerden an seinem Penis ins Krankenhaus. Der Arzt stellte leichte Verbrennungen am Geschlechtsteil fest, die jedoch nur punktuell auf dessen Oberfläche verteilt und maximal münzgroß in unregelmäßiger Form ausgeprägt waren. Der Patient gab nur ungern zu, dass es sich dabei um Verbrennungen handelte, die durch Wachs und Feuer verursacht worden waren.

Früh übt sich

Ein 10-jähriger Junge wurde von seinem Hausarzt aufgrund eines traumatischen Priapismus in eine urologische Station überwiesen. Die Behandlung des Arztes in Form von Salben und Eisbeuteln konnte die Dauererektion nicht mindern. Als Auslöser nannte der Junge einen Schubser an eine Hausecke. Der schmerzhafte Zustand des Jungen konnte durch die Ärzte mittels einer Punktion des Penis, also einer Injektion in den Schwellkörper, fast vollständig gelindert werden.

Rübenernte

Über den Missbrauch von Gemüse weiß ein Arzt aus Brandenburg zu berichten. So kam ein Mann in die Notaufnahme, den man sogleich auf einem speziellen Stuhl untersuchte. Auf dem musste der Patient seine Beine spreizen, sodass der Arzt etwas Rötliches hervorblitzen sah. Mit einer Spezialzange für proktologische Eingriffe zog er eine Karotte aus dem Rektum.

Muffensausen

Ärzte müssen oftmals unter großem Aufwand versuchen, jene Muffen zu entfernen, die sich Patienten um ihren Penis gelegt haben. Dabei gilt es, den Schaden so gering wie möglich zu halten. Ein Arzt berichtet, dass die Sauerstoffversorgung des Penisgewebes bei einer derartigen Operation so lange nicht gegeben war, dass es zu einer teilweisen Mumifizierung der Eichel kam. Das betroffene Gewebe musste schließlich entfernt werden. Bei der Nachuntersuchung gab der Patient an, er habe seit dem Vorfall leichte Erektionsprobleme. Vor allem seine Eichel werde nicht mehr so prall wie zuvor.

Tatütata, die Feuerwehr ist da!

Von einem besonderen Fall des Werkzeugmissbrauchs mit nachfolgendem Großeinsatz berichtete die *Medical Tribune* im Jahr 2004. Ein Mann hatte das ringförmige Ende eines Schraubenschlüssels um seinen Penis gezwängt. Als dieser anschwoll, steckte das Werkzeug fest und ließ sich nicht mehr entfernen. Das Geschlechtsteil des jungen Mannes drohte wegen mangelnder Durchblutung abzusterben. Die Fachkräfte in der Urologie des Universitätsklinikums Homburg/Saar konnten mit ihren Mitteln dem gehärteten Stahl nichts anhaben. Sie riefen die Feuerwehr. Doch auch diese konnte mit den Gerätschaften, die ihr sonst bei der Befreiung von Unfallopfern aus Autowracks gute Dienste leisten, nichts ausrichten. Erst als die wackeren Männer zum Winkelschleifer griffen, ging es voran. So stoben zwar reichlich Funken im Genitalbereich, wodurch die ganze Aktion für Außenstehende grauenerregend aussah. Aber der Penis des Mannes war nicht in Gefahr. Ein Urologe hatte ihn zuvor mit einem Schutzplättchen gesichert. Als der Fall auf einem urologischen Fachkongress geschildert wurde, wussten Ärzte zu ergänzen, dass bei derlei Fällen auch Zahnarztbohrer gute Dienste leisten.

Ich und meine Magnum

In Berlin kam eine 35 Jahre alte Frau in eine Notaufnahme. Sie hatte eine leere Champagnerflasche in offensichtlich masturbatorischer Absicht benutzt. Während des Vorgangs entstand in der Flasche allerdings ein Vakuum, sodass sie sich in der Vagina festsaugte. Der Frau konnte geholfen werden. Der Arzt schlug in den unteren Teil der Flasche ein Loch, sodass Luft nachströmen und das Gefäß leicht entfernt werden konnte.

Schwere Geburt

Anfang der 1990er-Jahre veröffentlichte eine amerikanische gynäkologische Fachzeitschrift den Fall einer jungen Frau aus Chicago, der man operativ eine Orange aus der Vagina entfernen musste. Um den Fall zu lösen, nutzten die Ärzte eine Geburtszange, mit der man normalerweise den Kopf eines Kindes greift, um es zur Welt zu bringen.

Das Parfüm

Eine 86 Jahre alte Frau in Biel in der Schweiz klagte über plötzliche Urinabgänge und starke Schmerzen im Unterleib. Die Ärzte stellten beim Ertasten glatte und scharfe Kanten in der Vagina fest. Auf einem eilends angefertigten Röntgenbild konnte man dann Fistelbildung feststellen und sah deutlich einen Gegenstand. Beim folgenden Gespräch mit der Patientin erinnerte sich diese dann, dass sie über ein Jahr zuvor mit einer Parfümflasche masturbiert hatte und dabei der Deckel des Flakons in ihrer Vagina verblieben war.

Tief Luft holen

Einen interessanten Fall aus dem Jahr 1968 wusste die Zeitschrift *Rechtsmedizin* aus der rechtsmedizinischen Abteilung der Universität in Hradec Králové zu berichten: Dort wurde ein 36 Jahre alter Mann wegen starker Verletzungen am Hodensack behandelt. Seine Frau gab bei der Polizei zu Protokoll, dass ihr Ehemann am Vorabend betrunken nach Hause gekommen sei und Geschlechtsverkehr eingefordert habe. Diesen verweigerte die Frau. Danach habe der Ehemann eine fremde Gestalt – offenbar einen Einbrecher – über sich gesehen und sei in Ohnmacht gefallen. Erst am darauffolgenden Nachmittag bemerkte der Mann seine Verletzung am Hodensack, die ihm der Eindringling zugefügt haben musste. So weit, so abenteuerlich. Die Ärzte in Hradec Králové fanden bei der Untersuchung folgende Verletzungen am Hodensack des Mannes: zum einen eine kleinere Wunde an der rechten Seite. Auf der anderen Seite eine etwa 8 Zentimeter lange Wunde, die mit einem Faden zwar ordentlich, aber reichlich unprofessionell genäht worden war. Zusätzlich befand sich eine Strangulationsfurche im vorderen Drittel des Penis. Der gesamte Hodensack war aufgedunsen. Die Polizei fand bei ihren Ermittlungen am Tatort Nähutensilien, die jenen entsprachen, mit denen die Wunde vernäht worden war. Zusätzlich einen Rasierapparat, Gummiringe, ein Schnittwerkzeug und eine Luftpumpe. Die Ermittler kamen zum Schluss, dass der Mann sich die Wunden selbst zugefügt hatte. Durch eine Intimrasur war offenbar die kleine Wunde am Hodensack entstanden. Daraufhin schnitt er sich in den Hoden, nahm eine Luftpumpe und pumpte sich bis zu 100 Mal in seinen Hoden, weshalb der Penis, der Hoden und auch die darunter liegenden Hautschichten so aufgedunsen waren. Zusätzlich band er sich einen Gummiring um die Eichel. Die Gerichtsmediziner vermuteten, dass der primitiv wirkende Mann sich entweder bestrafen wollte oder nach dem missglückten Koitusversuch mit seiner Frau durch einen großen Penis ein Erfolgserlebnis herbeiführen wollte.

Schlimmes Ende

Sexunfälle enden mitunter tragisch. Zwei Menschen mussten im Dezember 2008 sterben, weil ein 32 Jahre alter Brite seine Triebe nicht unter Kontrolle hatte. Imran H. aus Manchester in Großbritannien hatte sich mit seiner Frau gestritten, daraufhin mit seinen Kumpels mehr als einen zu viel getrunken und war schließlich in einer Tabledance-Bar gelandet. Nachdem er anschließend vergeblich versucht hatte, eine Dame von einem Escortservice zu erreichen, sowie einen Tankstellenkassierer bedroht hatte, fuhr er mit seinem Audi Q7 in Schlangenlinien über die Autobahn und rammte den Fiat einer dreiköpfigen Familie. Der 47 Jahre alte Mann und sein 16 Jahre alter Sohn starben. Und alles, weil Imran am Steuer masturbiert hatte. Das sei erwiesen, folgerte der Staatsanwalt aus den Aussagen von Zeugen, denn diese hatten Imran H. mit offener Hose und erigiertem Penis vorgefunden. Zudem hatte er 1,6 Promille im Blut. Das Urteil war entsprechend deutlich: acht Jahre Haft.

Küchenhilfe

In die Rettungsstelle des Berliner Unfallkrankenhauses wurde ein 12-jähriger Junge mit einer Penisverletzung eingeliefert. Angeblich hatte er sich beim Spielen mit einem Messer verletzt. Die Eltern sagten jedoch, er habe zugegeben, aus masturbatorischer Neugier seinen Penis in eine Moulinette, eine kleine Küchenmaschine, gesteckt zu haben. Als er den Knopf betätigt hatte, war der Motor losgegangen und der Penis seitlich von der Klinge erfasst worden, wobei beide Schwellkörper und die Harnröhre ein Trauma erlitten hatten. Den Ärzten bot sich ein schlimmes Bild, der Penis konnte jedoch durch eine Operation vollständig wiederhergestellt werden. Der Junge war in therapeutischer Behandlung, weil er an einem Aufmerksamkeitsdefizitsyndrom litt. Die Ärzte zogen deshalb auch eine Selbstverstümmelung in Folge seines ADS in Betracht.

Zwei Wochen

In die Klinik für Urologie in Rostock wurde ein 62 Jahre alter Mann eingeliefert, der kurz zuvor auf der Straße zusammengebrochen war. Der Mann war Alkoholiker und hatte hohes Fieber. Ein einfacher Kreislaufzusammenbruch konnte nach einem Blick auf seinen Penis ausgeschlossen werden: Den Ärzten bot sich ein grausiges Bild. Wie es dazu gekommen war, erzählte der Mann später: Aufgrund einer Wette hatte er seinen Penis in eine Plastikflasche gesteckt, ihn dann aber nicht mehr herausbekommen. Aus Scham hatte er auf einen Arztbesuch verzichtet, jedoch, um überhaupt urinieren zu können, die Flasche so abgeschnitten, dass nur mehr der Flaschenhals, sehr eng um seinen Penis sitzend, verblieben war. Weitere zwei Wochen vermied er den Weg zum Arzt, bis ihn die einsetzende Entzündung zum Kollaps brachte. Eine 14 Tage währende Strangulation war bis dato die längste jemals von Ärzten festgestellte Unterversorgung eines Gliedes. Auch durch den erheblichen Alkoholmissbrauch des älteren Patienten blieb den behandelnden Urologen keine andere Möglichkeit mehr, als den völlig abgestorbenen und mittlerweile schwarz verfärbten Penis zu amputieren.

Schreib mal wieder

In der pakistanischen Millionenstadt Multan wurde 2002 ein 16 Jahre alter Junge seine Harnwegsinfektion nicht mehr los. Antibiotische Therapien schlugen zwar an, die Infektion kehrte aber immer wieder zurück. Erst nach drei Monaten schmerzvollen Urinierens überwies ihn sein Hausarzt an ein Krankenhaus. Da der Junge noch keinen Geschlechtsverkehr gehabt hatte, schlossen die Ärzte eine Geschlechtskrankheit aus. Auf dem Röntgenbild entdeckten sie dann aber ein kleines Metallstück in der Blase. Auf Fragen der Ärzte gab der Teenager zu, gelegentlich mit Gegenständen in seiner Harnröhre zu masturbieren. Ein halbes Jahr zuvor hatte er einen Kugelschreiber benutzt, der auf einmal im Penis verschwunden und nicht mehr herauszubekommen war. Mittlerweile war der Stift bis in die Blase gewandert. Erst durch eine Operation über die Bauchhöhle konnte der mittlerweile von einer Kalkschicht belegte Kugelschreiber entfernt und der Junge von seinen Leiden erlöst werden.

Hölzern

Im saarländischen Neunkirchen wurde 1934 ein Bergmann mit einem Holzstück im Dickdarm eingeliefert. Der Mann krümmte sich vor Schmerzen. Einem Arzt erzählte er verlegen, dass er unter Verstopfung leide und diesen Holzpfahl genutzt habe, um seinen Stuhlgang anzuregen. Diesmal sei das Holz aber zu weit hineingeglitten, sodass er es nicht mehr zu fassen bekommen habe. Der Arzt konnte den Pfahl auch nicht herausziehen, weil er sich im Darm eingekeilt hatte. Das Objekt musste operativ entfernt werden. Es handelte sich um ein 20 Zentimeter langes und 4 Zentimeter dickes Stück Fichtenholz, das phallisch zurechtgeschnitzt war.

Nachgebohrt

In New Jersey kam ein 46-jähriger Mann in eine Notaufnahme, der bei den Ärzten bislang wegen seiner Herzbeschwerden bekannt war. Er beklagte sich über Blutausfluss und Schmerzen beim Urinieren. Bei der ersten Befragung gab er an, keinen Grund dafür zu wissen, er habe keine Prostataprobleme und auch keine sexuellen Krankheiten. Erst nach eingehender Befragung gab er schließlich zu, dass er sich einen Bohrer in den Penis eingeführt habe, um eine Erektion zu bekommen. Seitdem sei er nicht mehr in der Lage gewesen, zu urinieren, und habe Schmerzen in der Leistengegend. Mit einer Pinzette habe er versucht, den Bohrer wieder herauszuziehen, was allerdings nur zu einer Blutung am Penis geführt habe. Auf dem Röntgenbild zeigte sich den Ärzten deutlich ein 5 Zentimeter langes Metallstück, das sich in der Harnröhre befand. Der Patient machte einen sehr ängstlichen Eindruck und hatte einen stark erhöhten Blutdruck. Eine weitere Untersuchung fand deswegen unter Vollnarkose statt. Mit speziellen Zangen gelang es den Ärzten schließlich, den Bohrer zu entfernen und einen Foleykatheter zu setzen. Sofort wurde eine große Menge an Urin freigesetzt. Der Patient wurde noch am gleichen Tag entlassen, um sich zu Hause von seinem Schock zu erholen.

Zum Bleistift

Da es monatelang an einer nicht abheilenden Blasen- und Nierenbodenbeckenentzündung litt, wurde im Jahr 2006 ein 14-jähriges Mädchen in die Würzburger Urologische Klinik überwiesen. Auch hier war die Erkrankung zunächst rätselhaft, weshalb eine Standardröntgenaufnahme gemacht wurde. Die Ärzte staunten bei deren Betrachtung nicht schlecht, als sie einen gewaltigen Urinstein mit einem Durchmesser von etwa 4 Zentimetern erblickten. Eine Computertomografie enttarnte den Auslöser für diesen sehr großen Stein. Ein langer Bleistift befand sich in der Blase. Beide Enden des Stifts durchbohrten die Blasenwand. Eine psychiatrische Untersuchung ergab, dass sich das Mädchen das Schreibgerät aus sexueller Neugier rund 18 Monate zuvor selbst hineingeschoben hatte. Bereits drei Monate später hatte sie Schmerzen beim Gehen, traute sich jedoch nicht, beim Arzt den wahren Grund zu nennen.

Madige Angelegenheit

Mit erheblichen Schmerzen im Unterbauch kam ein 47-jähriger Mann ins Hamburger Bundeswehrkrankenhaus. Dem Arzt erzählte er bereitwillig, dass er sich am selben Vormittag Maden in den Penis eingeführt habe, um zu masturbieren. Normalerweise würden diese Maden beim Urinieren wieder herauskommen, was diesmal aber nicht der Fall gewesen sei. Jetzt befürchtete er, seine Bauchschmerzen könnten vom Verbleib der Maden in seinem Körper herrühren. Der Patient gab an, sich schon seit seinem vierten Lebensjahr regelmäßig mit Maden zu befriedigen und dies in seine sexuellen Praktiken mit einzubeziehen. Bei der Untersuchung der Harnleiter fanden die Ärzte keine Maden. Erst zwei Wochen später, als der Katheter entfernt wurde, zeigte sich am Blasenboden eine 1,3 Zentimeter lange Larve. Die Made war also in die Blase gewandert, um sich dort zur (Schmeißfliegen-)Larve zu entwickeln. Dadurch wurde eine Harnstauung verursacht, die starke Schmerzen zur Folge hatte.

Titelverdächtig

Eine ganze Doktorarbeit mit dem für unsere Zwecke sehr zielführenden Titel »Fremdkörper im Rektum« reichte Andreas Schütt 1970 am Kantonshospital im schweizerischen Winterthur ein. Die interessantesten Fälle haben wir herausgegriffen.

- Nicht immer sind sich die Ärzte sicher, ob der Fremdkörper im Patienten einen autoerotischen Ursprung hat. Dies zeigt auch der Fall eines 73-jährigen Mannes, der mit einer Schnapsflasche im Rektum ins Krankenhaus eingeliefert wurde. Der 100 Kilogramm schwere Farmer erzählte, dass er im Freien gerne mit einem Holzstab seinen Stuhlgang verrichtete. Eines Tages brach dieser Stab, sodass der Mann durch sein schweres Gewicht auf eine Flasche fiel, die mit dem

Flaschenhals voran in der Erde steckte. Die Flasche wurde so also mit der breiten Seite voran in den Hintern des Mannes eingeführt. Dass dieser Fall sich tatsächlich so zugetragen hat, scheint unwahrscheinlich. Allerdings konnten sich die Ärzte nicht vorstellen, dass sich der Mann aus masturbatorischen Gründen eine Flasche mit dem Boden zuerst in den Hintern geschoben haben könnte, da sie den damit verbundenen Schmerz nicht in Einklang mit einem Wollustgefühl bringen konnten.

- Ein 22-jähriger Bauarbeiter wurde im November 1953 ins Krankenhaus Winterthur eingeliefert. Die schnelle Diagnose lautete »Messer im Rektum«. Bereits zwei Wochen zuvor, berichtete der Patient, habe er sich zur Behandlung seiner Verstopfung das Messer mit dem Stiel voran in seinen After eingeführt. Dabei sei dann das ganze Messer im Mastdarm verschwunden. Beschwerden aber hatte er erst zwölf Tage später. Das Messer wurde in einer einfachen Operation entfernt.

- Im August 1955 wurde ein 67 Jahre alter jüdischer Intellektueller ins Spital eingewiesen. Er gab an, dass er seinem Stuhlgang mittels einer Kerze, die er in seinen Anus einführte, habe nachhelfen wollen. Dies habe schon häufiger funktioniert. Vor der Kerze versuchte er es erfolgreich mit seinen Händen und einer Zahnbürste. Die Ärzte konnten bei der Untersuchung das obere Ende der Kerze in Höhe des Bauchnabels lokalisieren. Da erste Versuche, das Objekt mit Zangen herauszuziehen, scheiterten, bereiteten die Ärzte eine Operation vor. Durch die Einnahme von Rizinusöl kam es aber zu einer spontanen Entleerung, die auch die Kerze nach draußen beförderte. Die Ärzte staunten jedoch, dass die 18 Zentimeter lange und 3 Zentimeter breite Kerze in ihrer Form einem Phallus glich.

- Ein 35-jähriger Schreiner beichtete seiner Frau, eine selbst eingeführte Konservenbüchse nicht mehr aus seinem Hintern entfernen zu können. Der herbeigerufene Hausarzt überwies den Mann sogleich in das Spital in Winterthur. Den dortigen Ärzten erzählte der Mann, dass er mit der Konservenbüchse eine durch Hämorriden entstandene Blutung habe stillen wollen. Die Ärzte entfernten die 12 Zentimeter hohe und 7 Zentimeter breite Büchse ohne große Komplikationen. Während des Eingriffs entdeckten und entfernten die Mediziner auch einen faustdicken Papierklumpen.

- Angeblich wegen starken Juckens hat sich ein 70 Jahre alter Rentner mit einem Schraubenzieher am After gerieben. Dieser sei daraufhin im Rektum verschwunden. Obwohl er gar keine Schmerzen hatte, ging er zum Arzt, um möglichen Folgen vorzubeugen. Das Werkzeug hatte sich jedoch in die Darmwand gebohrt und musste in einer Operation entfernt werden.

- Im November 1969 wurde ein 27-jähriger Mann mit einer Rübe im Rektum im Krankenhaus aufgenommen. Er gab an, stets mit dem Finger oder mit einer Rübe seinem Stuhlgang nachzuhelfen. Dabei sei ihm diese versehentlich entglitten. Das 20 Zentimeter lange Gemüse konnte ambulant entfernt werden.

»Herr Doktor … ach, schauen Sie selbst.«

Was denkt eigentlich ein Arzt, wenn ein Patient vor ihm steht, der sich zum Lustgewinn skurrile Dinge in bestimmte Körperöffnungen geschoben hat? Bei aller Professionalität, wer kann da schon ernst bleiben? Ein Urologe aus Köln bricht für uns ausnahmsweise die Schweigepflicht …

»Herr Doktor, wir haben da einen Patienten, der hat ... ach, schauen Sie selbst!«

Mit diesem Satz bereitete mich die Krankenschwester meiner Station, charmant wie immer, auf einen ganz besonderen Patienten vor. Mit ihrer Entscheidung, gar nicht erst zu versuchen, irgendetwas zu umschreiben, lag sie richtig. Denn was mir in den nächsten Minuten unter die Augen kommen sollte, war eine absolute Premiere und forderte meine ganze Konzentration und Professionalität. Seit mehr als fünf Jahren arbeite ich bereits in dieser Klinik auf der urologischen Station. Aber so etwas hatte ich noch nicht gesehen.

Die Schwester erschien noch mal, diesmal in Begleitung eines Mannes. Ich stand auf, um ihn zu begrüßen. Bis dahin nichts Besonderes, man stellt sich vor, lächelt den Patienten an, versucht, ihm durch Freundlichkeit und Ruhe die Angst zu nehmen. Diesem Mann war jedoch durch gutes Zureden nicht mehr zu helfen.

»Setzen Sie sich doch«, sagte ich zu ihm.

»Ich würde lieber stehen bleiben«, krächzte er. Ich konnte ihn kaum verstehen, so leise und gebrochen sprach er.

»Gut. Was kann ich für Sie tun?« Eine Standardfrage, die ich jedem Patienten stelle, wenn er nicht von sich aus anfängt zu erzählen.

Der Mann schaute zu Boden und murmelte irgendetwas. Ich verstand kein Wort.

»Wie bitte?«

»Ich ... habe ... dort ein Problem.«

Seine Stimme fing an zu zittern. Ich wusste nicht genau, was ich sagen sollte. Alle Patienten haben ein Problem, wenn sie zu mir kommen. Ich blieb ruhig und freundlich. »Können Sie es vielleicht etwas genauer beschreiben?«

Er rang nach Worten, überlegte, setzte an, wollte etwas sagen und brach dann doch wieder ab. Dann legte er seine Hand auf den Behandlungstisch, wie um sich festzuhalten. Ich konnte sehen, wie er seine Augen leicht verrollte und sich auf die Lippen biss.

»Ich habe Schmerzen. Da unten.«

»Na, dann schauen wir uns die Sache einmal an. Ziehen Sie doch bitte Ihre Hose aus. Wenn Sie wollen, können Sie da drüben hinter den Vorhang gehen.« Er wollte.

Er ging die paar Schritte sehr langsam. Man konnte ihm ansehen, dass jeder Schritt für ihn eine Tortur sein musste. Als er schließlich hinter dem Vorhang verschwunden war, bereitete ich die Behandlung vor. Da unten? Ich vermutete einen Penisbruch oder einen Muffenring. Solche Verletzungen kommen gar nicht so selten vor. Meist legen die Männer um ihren nicht erigierten Penis einen Ring. Das Blut fließt bei der Erektion in den Penis hinein, kann aber wegen des Rings nicht mehr heraus, und die Folge ist eine schmerzhafte Dauererektion. Wenn nicht Schlimmeres. Ich habe immer die Telefonnummer unseres Zahntechnikers in der Schublade. Die Kollegen haben genügend feine Werkzeuge, um solche Metall- oder Plastikringe zu entfernen. Einmal mussten wir sogar die Feuerwehr rufen. Aber das ist für die Beteiligten sehr unangenehm, nicht immer gehen die Feuerwehrmänner mit der Situation so sensibel um, wie wir es uns wünschen würden.

Der Mann war nun schon mehrere Minuten hinter dem Vorhang zugange. Etwas zu lange, wenn er sich nur mal eben die Hose hätte ausziehen müssen. »Ist alles in Ordnung bei Ihnen?«, fragte ich Richtung Vorhang.

Dann ging ich hinüber und stellte mich genau neben den Vorhang. Ich hörte den Mann atmen. Langsam, aber sehr laut.

»Ich bin gleich so weit«, presste er heraus.

Irgendwann trat er dann wieder hinter dem Vorhang hervor. Die Hose hing ihm noch zwischen den Fußgelenken, die Boxershorts waren nur ein Stück heruntergezogen. Er drehte sich zu mir. Ich lächelte ihn kurz an und sah mir dann seinen Penis an. Für einen Moment müssen mir die Gesichtszüge entglitten sein, denn ich bekam einen wahnsinnigen Schrecken.

Vor mir stand ein junger Mann, der sich kaum auf den Beinen halten konnte. Weil er eine Wunderkerze in seinem Penis stecken hatte, die teilweise herausschaute und sehr tief in der Harnröhre zu stecken schien. Offenbar war die Wunderkerze abgebrannt. Seine Eichel war feuerrot und ich meinte, kleine Bläschen darauf erkennen zu können. Ich lief sofort zur Tür hinüber und rief die Krankenschwester herein. Als sie im Zimmer stand, brachte der sowieso schon scheue Patient kein Wort mehr heraus. Die Schwester schaute mich an und ich konnte ihr ansehen, dass auch sie ihren Schock verarbeiten musste. Ich sah ihr in die Augen, versuchte ihr damit zu signalisieren, dass wir dem armen Mann die Situation so angenehm wie möglich gestalten sollten.

»Wie ist das denn passiert?«, fragte ich ihn, versuchte weiterhin ganz freundlich und so gelassen wie möglich zu bleiben. Für die Anamnese musste ich schließlich im Krankenblatt alles aufnehmen, was zu der Verletzung geführt hatte.

»Ich war ... mit meiner Freundin und dabei ...« Ich fragte gar nicht erst weiter. Von Frauen, die ihrem Freund eine Wunderkerze in der Penis steckten, wollte ich eigentlich auch gar nichts hören. Ich bemerkte erst jetzt, wie wahnsinnig jung er noch war, auf dem Krankenblatt stand ein Alter von 26 Jahren, aber ich hatte das Gefühl, einen 12-jährigen Jungen vor mir zu haben.

»Nun gut, dann fangen wir mal an.« Mithilfe der Schwester schaffte ich es, den Mann auf die gepolsterte Krankenliege zu legen. Ich begann mit der Erstversorgung. Die »Glans penis«, die Eichel, wies starke Verbrennungen auf. Unter örtlicher Betäubung versuchten wir die Reste der Wunderkerze herauszuziehen, was uns allerdings nicht vollständig glückte. Fremdkörper, die in der Harnröhre stecken, sind bereits für sich eine kleine urologische Herausforderung. Verbrennungen machen den Fall zusätzlich kompliziert.

Der Anblick seines Penis ließ den armen Kerl fast ohnmächtig werden. Sein Kopf wurde knallrot, er schwitzte stark und man konnte ihm die Angst und die Scham förmlich von den Augen ablesen. Es half nichts, er musste operiert werden. Ich vermerkte auf dem Krankenblatt, dass die Verletzung durch »erotisches Spiel« hervorgerufen worden war. Der operative Eingriff fand noch am gleichen Tag statt. Wir mussten einen Teil der Harnröhre neu konstruieren und Teile der Eichel abtragen. Die Operation gelang, soweit dies hier der richtige Begriff sein kann.

Der junge Mann blieb noch mehrere Wochen lang im Krankenhaus. Einmal traf ich während meiner Visite auf seine Freundin, die ihn gerade besuchte. Normalerweise spreche ich nach solchen Ereignissen mit meinen Patienten über die Verletzungen und die Gefahr einer Wiederholung. Diesmal habe ich darauf verzichtet, obwohl ich der Freundin gerne mal ein paar deutliche Worte an den Kopf geworfen hätte. Denn wer weiß, was mit diesem jungen, verschüchterten Mann passiert wäre, wenn seine Scham gesiegt hätte und er nicht ins Krankenhaus gefahren wäre. Aber ich bin Arzt, die Leute kommen mit ihren Wehwehchen zu mir – und ich mache sie wieder gesund.

Bei der Nachuntersuchung einige Wochen später klagte der Patient noch über leichte Erektionsschwierigkeiten. Er verriet mir im Übrigen, dass er sich von seiner Freundin getrennt habe. Darüber obliegt mir natürlich kein Urteil, ich kann mir kaum vorstellen, dass er an diesem Malheur gar keinen Anteil hatte, aber mir ist das auch egal. Hauptsache, er hat aus der Sache gelernt. Und wenn es nur die Tatsache ist, dass man zumindest vermeiden sollte, die Wunderkerze, die man sich in den Penis gesteckt hat, auch noch anzuzünden.

Die gefährlichste Nebensache der Welt: Sexunfälle zu zweit

Sex gilt als die schönste Nebensache der Welt. Vergessen Sie's! Nach der Lektüre unserer buntgemischten Fallbeispiele werden Sie uns zustimmen müssen: Sex ist in erster Linie die gefährlichste Nebensache der Welt. Was alles passieren kann, wenn man sich mit seinem Partner amüsieren möchte, ist kaum zu glauben.

Ein Bier, bitte!

Im Mai 2006 lief über die Ticker eine Meldung der Nachrichtenagentur AFP. Überschrift: »Nach Schäferstündchen in Handschellen zur Kneipe.« Was war passiert? Ein Mann betrat im westfälischen Städtchen Hagen in Handschellen gefesselt eine Gaststätte. Und bestellte seelenruhig ein Pils vom Fass. Da er der verdutzten Wirtin auch nach längerem Insistieren nicht erklären wollte, warum er Handschellen trug, rief diese die Polizei. Dieser erzählte der Mann, dass ihm »nach einem ordentlichen Fick« mit seinem Freund die Schlüssel der Handschellen abgebrochen seien. Als sie überlegten, was nun zu tun sei, habe er sich entschlossen, auf den Schreck erst mal »in Ruhe ein Bier trinken zu gehen«.

Das Maryland-Kettensägen-Massaker

Ein Pärchen aus Maryland in den USA wollte im Frühjahr 2009 sein Sexleben etwas aufpeppen. Normalerweise benutzten sie einen Vibrator zur gegenseitigen Stimulation. Anscheinend war ihnen dessen Wirkung nicht mehr genug. Und so nahm der Mann, ein passionierter Heimwerker, eine Kettensäge zur Hand, befestigte das Sexspielzeug darauf, um die Motorleistung des kleinen Geräts deutlich zu verbessern. Einmal in Gang gebracht, trennte die Säge jedoch kurzerhand den Vibrator durch und verletzte die Frau derart, dass es zu gehörigem Blutverlust kam. Sie wurde per Helikopter ins Krankenhaus gebracht, wo sie den ungläubigen Ärzten schriftlich bestätigen musste, dass die Verletzungen von einem einvernehmlichen Sexualakt stammten und sie nicht Opfer eines Verbrechens geworden war.

Da unten, da hinten

Ein junger Mann fiel durch sonderbares Verhalten bei der Aufnahme in einer Rettungsstelle auf. Gegenüber der Krankenschwester konnte er nicht klar ausdrücken, was mit ihm los war. Er erzählte nur ständig, dass er nicht vor dem gefüllten Warteraum seine ganze Geschichte detailliert ausbreiten könne. Dann flüsterte er der jungen Schwester verschwörerisch zu, dass es bei ihm »da unten« ziemlich brenne und er so schnell wie möglich behandelt werden müsse. Die Ärztin stellte einen kleinen Riss des Vorhautbändchens fest, das ein bisschen blutete. Im Behandlungszimmer hatte sich bereits mehr Pflegepersonal als notwendig eingefunden, um sich minutiös den Hergang der »schwerwiegenden« Verletzung schildern zu lassen. Nur sehr zögerlich erzählte der junge Mann, dass er beim Sex mit einem Mädchen, das er gerade erst kennengelernt hatte, unglücklich abgerutscht sei. Dabei sei er mit seinem Penis aus Versehen in ihrem Hintern gelandet, es habe einen Knall gegeben, er habe nur noch Blut gesehen und einen großen Schrecken bekommen. Mit zwei Stichen war sein Einriss aber auch schon versorgt und er konnte wieder nach Hause gehen.

Schwerer Fall

Ein weiterer Arzt weiß von einem Pärchen zu erzählen, das zu ihm in die Sprechstunde kam. Die junge Frau war bereits im neunten Monat schwanger. Wie es bei Frauen häufiger vorkommt, hatte auch sie in dieser Phase der Schwangerschaft ein deutlich erhöhtes sexuelles Verlangen. Der Sex war beiden jedoch nur noch möglich, wenn der Mann unten lag und die Frau versuchte, sich auf ihn zu setzen. Mit ihrem Leibesumfang und dem hohen Gewicht ließ sie sich auf seinen erigierten Penis fallen. Resultat: Penisbruch.

Bar jeder Vernunft

Sanitäter werden ja recht häufig in eine Bar gerufen. Sei es wegen Platzwunden am Auge, herausgeschlagener Zähne oder einfach wegen der komatösen Zustände, die vom übermäßigen Alkoholgenuss herrühren. Nicht schlecht staunten allerdings jene Berliner Rettungsassistenten, die 2005 gar nicht erst in die Bar, sondern gleich durch einen Hintereingang in den Keller des Etablissements geführt wurden. Ein Barkeeper hatte sich dort mit einer Kundin vergnügt. Während des Geschlechtsakts bemerkte er, dass sich das Präservativ mit einer warmen Flüssigkeit zu füllen schien, die aber kein Sperma sein konnte. Nachdem die Sanitäter das Kondom entfernt hatten, erkannten sie eine quer verlaufende Schnittverletzung. Um den Penis des Barkeepers herum hing ein Haar. Beim vorausgehenden Oralverkehr mit der Kundin hatte sich eines ihrer Haare um seinen Penis gewickelt. Durch das Präservativ und die mechanischen Stöße während der Kohabitation hatte sich das Haar immer enger um den Penis gewickelt und in das Glied eingeschnitten. Als der Mann notversorgt war, versuchten die Sanitäter ihn möglichst unauffällig aus der Bar zu schaffen. In einem Rollstuhl wurde der Barkeeper zum Krankenwagen gefahren, einen dicken Verband um seinen Penis und die Kellnerschürze als Sichtschutz darüber.

Hausmeister, hilf!

In Gelsenkirchen wankte ein stark alkoholisierter 43-jähriger Mann in eine Notaufnahme. Er hatte sich sechs Stunden zuvor beim Liebesspiel mit seiner Lebensgefährtin seinen Daumenring über den Penis gestreift. Nachdem er den Geschlechtsakt vollzogen hatte, schlief der Mann ein und wachte erst einige Stunden später wegen quälender Schmerzen am Penis wieder auf. Der Ring war 1,2 Zentimeter breit, 2 Millimeter dick und hatte einen Durchmesser von gerade einmal 2 Zentimetern. Durch die lang anhaltende Stauung hatte sich ein Ödem an der Vorhaut gebildet. Das Material des Rings, Titan, ließ es nicht zu, dass man den in solche Bedrängnis geratenen Penis mittels eines medizinischen Fingerringentferners befreien konnte. Auch herbeigeholtes Juwelierwerkzeug half nicht weiter. Erst ein aus der Hausmeisterei des Krankenhauses herbeigeschaffter »Dremel-Präzisionsminibohrer« konnte das Titan an zwei Stellen so weit beschädigen, dass die Ärzte den Ring schließlich auseinanderbiegen konnten. Die behandelnden Ärzte wiesen später in einem Fachaufsatz darauf hin, dass ein gewissenhafter Urologe immer die Nummer des Hausmeisters parat haben sollte.

Eindrucksvoll

Recht amüsiert erinnert sich ein Internist einer Berliner Rettungsstelle an einen Patienten, der 2007 mit heruntergelassener Hose vor ihm stand und etwas von seiner Freundin stammelte. Die Freundin, das konnte der Arzt schnell erkennen, hatte dem Mann in den Penis gebissen. An der Seite waren leichte Zahnabdrücke zu erkennen, wirklich verletzt war der Patient aber nur an der Unterseite des Penis, wo das Vorhautbändchen zusammenläuft. Das Typische an solchen Unfällen ist der enorme Blutverlust, obwohl die eigentliche Verletzung nur gering ist. Die Männer mit derlei Verletzungen, sagt der Internist, gerieten bei dem Anblick jedoch fast immer in Panik und fürchten Schlimmstes bis hin zur Penisamputation. Der Patient mit der bissfreudigen Freundin wurde mit fünf Stichen genäht.

Fesselnde Handlung

Weit nach Mitternacht kam ein Mann auf eine Notfallstation. Er klagte über ein schmerzendes Handgelenk. Dabei verhielt er sich leicht aggressiv, was sich durch die langen Wartezeiten auf der Notfallstation nicht änderte. Als er schließlich zur diensthabenden Ärztin ins Sprechzimmer gerufen wurde, begann er unaufhaltsam zu reden. Er sprach nur gebrochen Deutsch, sodass die Ärztin einige Zeit brauchte, um herauszufinden, wobei er sich verletzt hatte. Schließlich notierte sie folgende Geschichte auf das Krankenblatt: »Der Patient wurde während des Geschlechtsverkehrs mit einer ihm bis dahin unbekannten Frau mit handelsüblichen Handschellen gefesselt. Da ihm diese Behandlung nicht gefiel, versuchte er sich heftig zu befreien, wobei er sich eine Verstauchung des Handgelenks zuzog.«

Hamster, Rohr, Gasexplosion

In Salt Lake City in den USA soll sich vor etwa zehn Jahren folgender Fall ereignet haben, von dem hernach sogar renommierte überregionale Tageszeitungen berichtet haben. Leider lässt sich der Wahrheitsgehalt nicht mehr exakt überprüfen, aber die Geschichte ist einfach zu gut, um sie nicht zu erzählen. Das homosexuelle Pärchen Eric und Andy hatte sich ungewöhnlichen Spielchen hingegeben. Eric führte ein Papprohr in das Rektum seines Freundes ein und ließ den gemeinsamen Hamster Raggot in das Rohr krabbeln. Als er genug hatte, rief Andy das vereinbarte Codewort – »Armageddon«. Das Nagetier wollte jedoch nicht mehr herauskommen, weswegen Eric ein Streichholz entzündete, um es zu locken. Es entzündete sich aber eine Gasblase im Inneren, was eine Stichflamme erzeugte. Dadurch versengte Eric seine Augenbrauen und zog sich zahlreiche Brandverletzungen im Gesicht zu. Auch der Hamster erlitt Brandverletzungen, denn seine Schnurrhaare und das Fell fingen Feuer. Dadurch wiederum wurde eine weitere Gasblase entzündet und Hamster Raggot wurde aus dem Rohr geschleudert wie eine Kanonenkugel. Dabei wurde Eric die Nase gebrochen. Die ganze Geschichte wurde von beiden so detailliert und mit solcher Begeisterung erzählt, dass die Verantwortlichen des Salt Lake City Hospital sogar eine Pressekonferenz einberiefen. Eric und Andy waren nur leicht verletzt, ebenso der Hamster.

Der Herr des Ringes

Laut einem alten Aberglauben muss die Frau in der Hochzeitsnacht dem schlafenden Mann den Trauring über den erschlafften Penis streifen, um seine Zeugungskraft zu stärken. In den 1930er-Jahren des letzten Jahrhunderts stellte der berühmte Mediziner Clem 15 Fälle von Männern zusammen, die Opfer der Eheringe ihrer Frauen geworden waren und sich mit einem stark angeschwollenen Penis in ärztliche Behandlung begeben mussten. Heute spielt dieser Aberglaube eine untergeordnete Rolle.

Weit gereist

Ein Patient in der Notaufnahme eines Kölner Krankenhauses wirkte ziemlich selbstbewusst. Auch als der diensthabende Arzt sich mit ihm beschäftigte, blieb er forsch im Auftreten. Der Patient enthüllte beherzt sein Glied, um das ein fachmännischer Druckverband angebracht war. Bevor der Arzt nachfragen konnte, erzählte der derart Verbundene: »Das Präputium ist gerissen, weil ich während der Kohabitation abrutschte. Die Blutung war anfangs sehr stark, ließ aber wegen der Kompression mittlerweile nach.« Übersetzt bedeutet dies: Während des Geschlechtsverkehrs rutschte der Mann ab, seine Vorhaut riss ein und er blutete stark am Genital, was durch den Verband eingedämmt werden konnte. Der Notarzt nahm Nadel und Faden zur Hand und die Behandlung auf. Auf die beiläufig gestellte Frage, woher er denn komme, stellte sich heraus, dass der Malade 50 Kilometer gefahren war. Auf die Frage, warum er sich nicht vor Ort behandeln habe lassen, kam die Antwort: »Ich arbeite in der dortigen Klinik als Oberarzt.«

Blutiger Beischlaf

Das Leben eines Arztes ist selten glamourös. Doch richtig schlimm wird es, wenn unangenehme Patienten im Spiel sind. So geschehen auf einer Rettungsstation. Ein stark alkoholisierter Mann wurde von Sanitätern in das Krankenhaus gebracht. Der Mann trug keine Hose und sein ganzer Unterleib war mit Blut verschmiert. Die Aufnahme fand unter lautem Gejohle des Mannes statt. Im Behandlungsraum mussten mehrere Krankenpfleger hinzugezogen werden, um ihn versorgen zu können. Diese wurden mit Fäkalausdrücken seitens des Betrunkenen belegt. Die Pfleger konnten zwar kaum klar artikulierte Wörter heraushören, doch glaubten sie zu verstehen, dass der Mann mit seinen sexuellen Leistungen in der Nacht zuvor prahlte. Sein gesamtes Genital war übersät mit unregelmäßigen kleinen Schnittwunden, die enorm bluteten. Auch seine Oberschenkel wiesen Schnittwunden auf. Nachdem die Wunden gereinigt und versorgt worden waren, ließ man den Mann ausnüchtern. Am nächsten Morgen war der Mann noch leicht aggressiv. Dennoch erfuhren die Ärzte schließlich, dass er beim Versuch, mit seiner Frau Sex zu haben, von ihr weggestoßen worden war. Dabei war er mit seinem Unterleib auf Glasflaschen gefallen. Er wisse nur noch, dass er anschließend ziellos auf der Straße umhergelaufen sei.

Auch Sex kann ins Auge gehen

Sogar Augenärzte, wie dieser aus Berlin, können mitunter von Sexunfällen berichten: »Ich hatte 2008 einen Patienten bei mir, der eine Konjunktivitis hatte, also eine Bindehautentzündung. Das ist natürlich nichts Ungewöhnliches. Ich habe ihm erklärt, woher so etwas kommen kann. Zum Beispiel durch Verunreinigungen, Luftzüge oder Fremdkörper. Er fragte mich, ob auch Sperma der Auslöser sein könne. Ich war etwas verdutzt und fragte ihn, wie er denn darauf käme. Er antwortete, dass ihm sein Freund vor zwei Tagen Sperma ins Auge gespritzt habe und er keinen anderen Grund für seine Entzündung finden könne. Und natürlich kann auch eine Ejakulation ins Auge durch den Impuls und die Verunreinigung eine Bindehautentzündung verursachen.«

Gleichberechtigung

Eher selten kommt es vor, dass Frauen wegen aus dem Ruder gelaufener sexueller Aktivitäten behandelt werden müssen. Ein Berliner Krankenpfleger erinnert sich deshalb noch recht genau an die junge Frau, bei der 2008 ein Einriss des Damms behandelt werden musste, der offensichtlich beim Analverkehr entstanden war. Sie habe aus Scham beim Arzt fast geweint und immer wieder gesagt, dass ihr das ganz schrecklich leidtue. Sie war privat über ihre Eltern versichert und hatte große Angst, dass diese durch die Krankenhausrechnung erfahren würden, was ihre Tochter so trieb. Zwar konnte ihr diese Angst nicht genommen werden, aber der Pfleger erzählte, dass er die Patientin irgendwann dazu bringen konnte, über die Angelegenheit doch ein bisschen zu lachen.

Gift für die Kobra

Aus dem Jahr 1896 datiert ein Fall, bei dem eine Frau eine ungewöhnliche Methode der Empfängnisverhütung ausprobierte: Sie spritzte sich reine Carbolsäure (auch »Phenol«, ein starkes Zellgift) in die Vagina. Der Ehemann, der davon nichts ahnte, verspürte nach dem Geschlechtsakt ein Brennen an seinem Penis. Als sich die ersten Blasen bildeten, entschloss er sich, einen Arzt aufzusuchen. Inwieweit die Frau sich dadurch selber verletzt hat, ist nicht bekannt. Dies blieb kein Einzelfall. Bis in die 30er-Jahre des letzten Jahrhunderts schienen Frauen die Schmerzen des Mannes gerne in Kauf zu nehmen, um sich vor einer möglichen Schwangerschaft zu schützen. Über die verhütende Wirkung dieser Methode ist indes nichts bekannt.

Kaffeekränzchen einmal anders

1983 überraschte der Psychiater Professor Giles Brindley auf einem Urologenkongress in Las Vegas sein Publikum, als er nach seinem Vortrag seine Hose herunterließ und sich in seine Peniswurzel eine vasoaktive Flüssigkeit injizierte. Fast im gleichen Augenblick konnte er dem Publikum eine veritable Erektion präsentieren. Seither sind solche Potenzspritzen sehr beliebt, diese Therapie birgt jedoch einige Probleme. Ein Urologe erzählt: »Ich habe einem Patienten, der über Erektionsprobleme klagte, eine Potenzspritze gegeben. Die Wirkung sollte eintreten, wenn er wieder zu Hause angekommen wäre. Also nach ungefähr einer halben Stunde. Leider war unerwartet Verwandtschaft zu Besuch gekommen, sodass der koitusbereite Patient seinen erigierten Penis zum einen während des Kaffeekränzchens verstecken musste und zum anderen seine Frau aufgrund der beengten Wohnverhältnisse auch später in der Nacht nicht zum Beischlaf überreden konnte. Er kam zur nächsten Behandlung sehr frustriert zu mir.«

Verhoben

Mit einem Bandscheibenvorfall wurde ein Mann des Nachts in die Notaufnahme aufgenommen. Auf die Frage, ob er zu schwer gehoben habe, nickte er und deutete auf seine Frau.

Russische Eier

Die Zeitung *Prawda* berichtete vor einigen Jahren von einem Fall, der sich im Städtchen Rusajewka in Mordwinien, einer Teilrepublik im europäischen Teil Russlands, zugetragen hatte. Es fing ganz harmlos an. Ein frischverliebtes Pärchen bereitete sich ein Abendessen zu, Eierkuchen, eine mordwinische Spezialität. Das muss die junge Frau schon so in Aufregung versetzt haben, dass sie begann, ihren Mann oral zu befriedigen. Der jedoch hantierte mit der Pfanne herum. Dabei entglitt sie ihm und fiel der vor ihm knienden Frau auf den Kopf. Der Schreck und der Schmerz sorgten dafür, dass die Frau reflexhaft kräftig auf ihre Zähne biss – respektive den erigierten Penis ihres Mannes. Außer einer starken Bisswunde blieben ihm aber keine Schäden zurück.

Schreibtischtäter

Ein homosexuell und masochistisch veranlagter Mann zog sich böse Verletzungen am Penis zu, als sein Freund und Liebhaber auf die Idee kam, das sehr üppige Geschlechtsteil seines Partners in eine Schreibtischschublade einzuklemmen. Der Mann selbst legte sich auf den Schreibtisch. Durch einen unglücklichen Zufall wurde die Schublade plötzlich ruckartig zugeschoben. Der Mann musste sofort operiert werden. Noch mehrere Monate später waren Narben und ein mit bloßem Auge sichtbarer Knick zurückgeblieben.

Batman returns

Ein 50 Jahre alter Bankangestellter aus Siena in der Toskana wollte seine 26 Jahre alte Freundin mit spannenden Rollenspielen überraschen. Im Batman-Kostüm sprang der Italiener vom Schlafzimmerschrank, um seine Angebetete zu »retten«. Diese war von ihm zuvor fachgerecht ans Bett gefesselt worden. Beim Sprung verfehlte der Mann jedoch das Bett, brach sich beim Aufprall auf den Fußboden den Arm und wurde obendrein ohnmächtig. Die Frau trug eine Augenbinde und musste deshalb das Geschehen anhand der Geräuschkulisse herleiten. Selbst losbinden konnte sie sich auch nicht und musste einige Stunden um Hilfe rufen, bis endlich jemand die Polizei alarmierte.

Pingpong

Am Volkshospital in Shanghai wurde ein Mann behandelt, der sich zur Sodomie mit einem Widder zurückgezogen hatte. Ein kräftiger Tritt des Tieres führte zum beidseitigen Hodenverlust des Chinesen. Die Chirurgen implantierten ihm, wohl eher aus ästhetischen Gründen, zwei Tischtennisbälle an die Stelle seiner zerquetschten Gonaden.

»Was da passiert, ist zutiefst menschlich«: Ein Interview mit dem Urologen Dr. Michael Autenrieth

Dr. Michael Autenrieth ist Oberarzt der Urologie am Universitätsklinikum rechts der Isar in München. Er ist eine Kapazität in Sachen Sexunfälle. Er hält regelmäßig an der TU München Vorlesungen für Medizinstudenten über urologische Notfälle. Uns erzählt er Details über peinliche Verletzungen im sexuellen Randbereich.

Der Bau ist in der Ästhetik der grau betonierten 1970er-Jahre gehalten, lediglich ein paar Farben sorgen für Abwechslung. Es riecht wie in jedem Krankenhaus, diese olfaktorische Mischung aus Desinfektionsmitteln, Krankheit und menschlichen Ausdünstungen. Gleichzeitig herrscht eine fast meditative Ruhe, die jeden erfasst, der aus dem hupenden und rauschenden Feierabendverkehr hereingespült wird. Der Wartebereich der Urologie ist duster und kahl, die Sitzgelegenheiten sind ungepolsterte Drahtgeflechte. Wer nachts in großer Not hierherkommt, dem ist das Ambiente aber wohl egal.

Dr. Michael Autenrieth hat sein Büro im zweiten Stock, dem obersten, es geht zur Straße hin. Es ist so groß wie anderswo die Besenkammer. Vielleicht 8 Quadratmeter. Man muss einen meterlangen Schlauchgang, der mit gelben Spinden zusätzlich verengt ist, entlanggehen, um es zu erreichen. Autenrieth würde gern noch ein Stockwerk draufsetzen, es fehlt an Platz an allen Enden. Drinnen aber ist es nicht ungewöhnlich. In den Schränken Fachliteratur, auf dem Tisch stehen ein Flachbildschirm und ein gerahmtes Bild der Familie.

Der mittelgroße Mittdreißiger trägt einen mittelmäßigen Haarschnitt. Dazu ein kariertes Hemd unterm Kittel und eine randlose Brille. Sollte man jemals einen Sexunfall haben, wünscht man sich einen so aufgeräumten und akkuraten Arzt.

Herr Dr. Autenrieth, es geht das Gerücht, dass es in vielen Krankenhäusern eine geheime Kiste gibt, in der all das gesammelt wird, was Ärzte aus Harnröhre, Vagina oder Rektum herausfischen. Haben Sie auch so eine Kiste?

Nein, eine Kiste haben wir nicht. Aber einen Metallring, den wir einmal mit der Feuerwehr von einem Penis entfernt haben, den haben wir aufgehoben und zeigen ihn den Studenten bei unserer Vorlesung.

An welchen Ihrer Fälle erinnern Sie sich noch besonders gut?

Wir hatten einmal einen Patienten, der sich Insektenlarven in die Harnröhre eingeführt hat, weil er sich durch die Bewegungen der Larven sexuell stimuliert fühlte. Normalerweise hat er diese Larven auch immer wieder herausbekommen. Nur dieses eine Mal nicht. Ein paar Wochen später wurde er mit einer schweren Nierenkolik bei uns eingeliefert. Wir haben dann auf den CT-Aufnahmen gesehen, dass er einen Einriss am Nierenbecken hatte. Was typisch ist bei einem Harnleiterstein. Nur fanden wir keinen Stein. Bei einer Blasenspiegelung konnten wir dann eine komische, verpuppte Struktur erkennen. Wir entfernten das eigenartige Ding und staunten nicht schlecht, als wir sahen, dass es sich dabei um eine Fliegenlarve handelte. Na ja, das war schon besonders eklig. Das ist eine Sache, die sieht man einmal im Leben und dann nicht mehr.

Was sagt so ein Patient?

Das ist den Menschen extrem peinlich. Wenn so etwas passiert ist, dann ist es schwierig, eine vernünftige Anamnese zu erheben. Aber oft kann man sich auch selbst zusammenreimen, wie es geschehen ist. Wir haben ungefähr einmal im Monat einen Patienten, dessen Verletzungen eindeutig auf sexuelle Handlungen zurückzuführen sind. Manchmal sind es Gegenstände, die wir aus der Harnröhre entfernen müssen, ab und zu gelangen diese so weit, dass wir sie aus der Blase herausholen müssen. In letzter Zeit häufen sich interessanterweise Fälle, bei denen sich Männer Muffen oder Ringe um den Penis legen und diese dann nicht mehr herunterbekommen.

Und dann hilft nur noch eine Operation?

Drin oder dran lassen können wir diese Dinge auf keinen Fall. Dann holt sich der Patient ziemlich schnell eine gefährliche Infektion. Aber nicht immer müssen wir gleich den Penis aufschneiden, meistens wird das endoskopisch gemacht, also über die Harnröhre.

Wie kommt ein Mensch überhaupt auf solche Ideen?

Es sind die Randgebiete der menschlichen Sexualität. Die Harnröhre ist hochempfindlich, und manche Männer ziehen da offenbar einen sexuellen Gewinn daraus. Sie sind oft allein, haben keine Partnerin und versuchen dann mit Kreativität ihre sexuelle Erregung zu erlangen. Dies muss man einfach akzeptieren und nicht versuchen, diese Handlungen zu werten. Das macht meiner Meinung nach keinen Sinn. Was da passiert, ist einfach zutiefst menschlich.

Aber gelingt das immer, nicht zu werten?

Vor dem Patienten sicherlich. Natürlich muss ich auch einmal schmunzeln, wenn ich aus dem Zimmer bin. Wir Ärzte sind auch nur Menschen. Aber das darf nicht nach außen dringen. Und es wird auch mit Kollegen diskutiert, weil's ja nicht so häufig passiert, eben höchstens einmal im Monat. Mein letzter Fall ist schon drei Monate her, wieder einmal ein Cockring, den wir entfernen mussten. Ein typischer autoerotischer Unfall.

Wie begegnen Ihnen die Patienten mit so einem speziellen Problem?

Sie kommen in unsere urologische Poliklinik, meistens nachts, meistens allein und sind sehr verstockt, sie reden nicht viel. Erst wenn man allein mit ihnen im Zimmer ist und die Schwester möglichst draußen ist, dann zeigen sie einem, was überhaupt passiert ist. Wenn ein Patient gar nichts sagen will, sollte man nicht insistieren.

Wird dann immer die Wahrheit gesagt?

Im Grunde schon. Das liegt aber auch daran, dass man oftmals keine Ausrede mehr erfinden kann. Die herrlichsten Ausreden waren üblich, als es noch die Vorwerk-Staubsauger-Verletzungen gab, da waren die

Patienten äußerst kreativ. Trotzdem: Von selbst erzählt keiner etwas, erst durch Nachfragen werden sie ein bisschen mitteilsamer.

Was für Dinge müssen Sie denn aus der Harnröhre holen?

Da sind die Menschen sehr einfallsreich. Im Grunde genommen alles, was zumindest annähernd eine längliche Form hat – Wäscheleinen, Haarnadeln, Thermometer, Drähte. Auch Stecknadeln mussten wir schon entfernen.

Sind Sie oft überrascht, dass viele gar nicht an die Konsequenzen denken?

Auch, ja. Manche denken wohl tatsächlich nicht an die Tragweite ihres Handelns. Offenbar ist der Zwang, eine sexuelle Fantasie auszuleben, so stark, dass man ihm einfach nachgeben muss und nicht mehr an die Folgen denkt. Oder man hat schon gute Erfahrungen gemacht, aber diesmal ist es schiefgegangen. Oder es ist Liebeskummer. Auch das kommt vor, dass Männer sich beispielsweise Haarsträhnen ihrer Exfreundinnen um die Eichel binden. Dadurch kommt es zur Erektion, weil sie sich auch daran erinnern, wie schön der Sex damals war. Dann schneiden aber die Haare wie Rasiermesser in die Haut ein.

Wann kamen Sie zum ersten Mal mit den Folgen der Sexunfälle in Berührung?

Während des Studiums in der Urologie-Vorlesung. Wir hatten an der Universität in Ulm einen sehr charismatischen Lehrer, Professor Richard Hautmann, der die Vorlesung »Urologische Notfälle und autoerotische Unfälle« begründete. Und ich führe sie zusammen mit meinem Chef, Professor Jürgen Gschwend, in München für die hiesigen Studenten fort.

Wie war damals Ihre erste Reaktion auf die Fälle in der Vorlesung?

Ich war schon sehr erstaunt und bestürzt, aber auch amüsiert. An so was denkt man ja nun nicht sofort, wenn man an Sexualität denkt.

Aber auch beim »gewöhnlichen« Beischlaf kann ja einiges passieren.

Die berühmte Penisfraktur ist sicher neben dem Einriss am Vorhautbändchen, dem Frenulum, die häufigste Verletzung beim Geschlechtsverkehr. Letztere muss man aber auch als Problem erkennen, denn wenn man sie nicht schnell näht, kommt es zu Erektionsstörungen.

Kann man sich irgendwie schützen?

Eine Penisfraktur passiert gerne, wenn einer der beiden Partner noch sehr müde ist, bei der Zielführung nicht aufpasst und dann der Penis an der Scheide vorbeischrammt und umknickt. Oder wenn der eine Partner Lust hat und der andere nicht. Es sollten schon beide willig sein. Ein Einriss des Frenulums passiert, wenn nicht genug »Gleitmittel« da ist, die Lubrikation nicht ausreicht oder das Bändchen bereits von Geburt an zu kurz ist.

Dabei ist der Penis an sich doch sehr robust, oder?

Der hält schon was aus, den muss man nicht mit Samthandschuhen anfassen. Ich habe es auch in meiner langen Zeit als Urologe noch nicht erlebt, dass jemandem zum Beispiel der Penis amputiert werden musste. Generell ist das Gewebe am Penis sehr regenerierfähig. Gerade wenn es um Verletzungen an der Eichel oder auch am Hodensack geht. Das verheilt in der Regel sehr gut.

Und der Bruch?

Eine Penisfraktur kommt ja auch nicht jeden Tag vor. Und ist gut behandelbar, auch wenn's zunächst schlimm aussieht. Bei den Hoden ist die Lage anders. Zum einen – das wissen alle Männer nur zu gut – ist das Schmerzempfinden schnell da. Und: Wenn es da zu einer ungeschickten Bewegung kommt, können Blutgefäße einreißen. Wenn die Partnerin etwa an den Hoden dreht, kann eine Hodentorsion auftreten. Da drohen bleibende Schäden. Es muss in so einem Fall auch innerhalb von sechs Stunden operiert werden, sonst stirbt der Hoden für immer ab. Das ist übrigens der einzige urologische Notfall, bei dem sofort operiert werden muss. Mein Rat: Spielen gerne, aber hin und her drehen ist hochgradig riskant.

Auch auf der anderen Seite, am Anus, sollte man vorsichtig sein. Überall, wo Schleimhaut ist, da ist das Gewebe sehr empfindlich. Wenn man den Schließmuskel langsam dehnt, kann man da eine Flasche durchbekommen. Aber solch eine Überdehnung ist für den Schließapparat gar nicht gut. Es kann zu einer Schließmuskelinsuffizienz kommen, und dann ist man stuhlinkontinent.

Daran sieht man, dass nicht alle sexuellen Ausrutscher glimpflich enden, oder?

Auf jeden Fall. Einer meiner schlimmsten Fälle war der eines 16 Jahre alten russischen Teenagers, der einen völlig normal entwickelten Penis hatte. Er hatte aber gehört, dass es im russischen Militär üblich sei, sich zur Penisvergrößerung Vaseline unter die Penisschafthaut zu spritzen. Er tat das, die Schafthaut infizierte sich und war nicht mehr zu retten. Trotz aller unserer Maßnahmen. Jetzt hatten wir ein Problem: Wo kriegt man passende Haut her? Denn die Schafthaut bewegt sich ja und wenn man da ein Transplantat draufmacht, dann ist das fest. Wir haben dann den Penis für drei Monate in den Hodensack eingepflanzt, denn dort ist die Haut ähnlich beschaffen. Mit der Zeit dehnte sich die Haut so stark, dass ein Teil davon zur Rekonstrukion und Deckung des Penisschafts verwendet werden konnte. Es hat funktioniert und ist kosmetisch sehr gut gelungen. Nur seine Freundin hatte ihn zwischenzeitlich verlassen.

Sind solche Fälle auch medizinisch eine Herausforderung?

Ja, immer. Denn bei erotischen Unfällen wird die Kreativität mit am meisten gefordert. Die Frage ist dabei stets: Wie schaffe ich es, diesen Fremdkörper herauszubekommen? Und das mit minimaler Verletzung für den Patienten. Wir behandelten vor ein paar Jahren einen türkischen Jungen, 14 Jahre alt, der hatte sich eine Wäscheleine in die Harnröhre eingeführt. Die hat sich in der Blase so verknotet, dass er sie nicht mehr herausziehen konnte. Wir haben zunächst endoskopisch versucht, die Leine über die Harnröhre zu zerkleinern und herauszuholen. Aber sie war so stabil, dass wir sie über einen kleinen Bauchschnitt aus der Blase entfernen mussten.

Diese Erfahrungen geben Sie auch an den Nachwuchs weiter.

Und das sehr gerne. Die Vorlesung ist ein »Schmankerl«, hier erzählen wir, was Menschen beim Sex schon so alles passiert ist. Denn natürlich sind diese Ereignisse, bei aller Ernsthaftigkeit und allem Respekt vor dem Leid, oft auch sehr lustig. Und wenn Medizinstudenten in die Urologie gehen wollen, müssen sie sich bewusst sein, dass vor ihnen auch einmal das Ergebnis eines autoerotischen Unfalls liegen kann. Da die Ärzte gut darauf vorbereitet sind, kann man den Patienten nur raten, so offen wie möglich mit der Situation umzugehen, immer zum Arzt oder ins Krankenhaus zu fahren. Die Menschen sollten sich immer vor Augen halten: Kaum ein Arzt sieht so etwas zum ersten Mal.

Zum Abschluss eine unvermeidliche Frage. Einer der größten Mythen der Sexunfälle ist der Scheidenkrampf, alsodass eine Frau beim Sex so verkrampft, dass der Penis stecken bleibt. Kann das wirklich passieren?

Man soll in der Medizin ja nichts ausschließen. Aber ich habe Derartiges noch nie erlebt und auch noch nie von einem Kollegen gehört, der dies erlebt hat. Ich kann mir nicht vorstellen, wie so etwas möglich sein soll.

Der Tod in Rot: Sexunfälle im Bordell

Ein Unfall beim Sex ist ohnehin schon peinlich. Wenn es dann noch an einem Ort passiert, wo man ja niemals hingehen würde, dann wird es besonders heikel. Wer erzählt dem Arzt schon gern, dass »es« im Puff passiert ist. Und wer möchte derlei schon gern in seiner Trauerrede erwähnt haben …

Es ist schon eine Weile her, als die Deutsche Presse Agentur (dpa) eine Meldung verbreitete, wonach Sex im Bordell ziemlich gefährlich sei. Zitiert wurde dabei eine Fallstudie des Hamburger Uni-Instituts für Rechtsmedizin, veröffentlicht in der Facharztzeitschrift *Rechtsmedizin*.

Demnach haben Männer schon einmal per se ein 5- bis 20-mal höheres Risiko, im Bordell zu sterben, als Frauen. Laut der Untersuchung seien junge Männer mit Herzmuskelentzündungen oder Gefäßwandproblemen besonders gefährdet. Aber auch herzkranke ältere Männer natürlich. Der Hamburger Rechtsmediziner Sven Anders schrieb damals: »Die aufregende Situation bei einem Bordellbesuch, der Hauch des Wilden und Verbotenen und eine unbekannte Partnerin sorgen bei Männern für großen emotionalen und physischen Stress.« Stress kann tödlich sein und zum plötzlichen Herztod führen. Anders untersuchte sieben Fälle »plötzlichen Todes bei sexuellen Aktivitäten«, was zwar nicht repräsentativ, aber doch bemerkenswert war: »Normaler Sex ist für Herzkranke nicht gefährlicher als Treppensteigen oder Radfahren. Aber Sex kombiniert mit zahlreichen Stressfaktoren kann tödlich enden.«

Die Todesfälle beim Sex nehmen laut Anders weltweit nur 0,6 Prozent aller Todesfälle ein, die Dunkelziffer aber ist wohl deutlich höher. Schließlich gibt kein »Überlebender« gerne zu, wo der »Unfall« passiert ist, und auch eine trauernde Witwe ist im Fall des Falles eher zurückhaltend, wenn es darum geht, den exakten Ort oder den wahren Grund für das Dahinscheiden des Gatten anzugeben. Oder sie verkürzt geschickt: »Er starb im Bett, plötzlich und unerwartet.«

Auslöser für den Rechtsmediziner Anders, sich mit dem Thema näher zu befassen, war ein tragischer Todesfall eines 21-jährigen Mannes in einem Hamburger Bordell. Er litt an einer Herzmuskelentzündung und einer Grippe, hatte aber von seinen Freunden jenen verhängnisvollen Bordellbesuch zum Geburtstag geschenkt bekommen. Er hatte sich gerade ausgezogen, da raffte ihn der plötzliche Herztod dahin.

Erfreulich, dass die Betreiber eines Schweizer Etablissements kürzlich schon weiter dachten. Der Grund war aber auch hier ein tragischer Tod beim bezahlten Liebesspiel. Als ein 56-jähriger Mann, kräftig unterstützt durch Viagra, in einem Bordell in Cadenazzo im schönen Tessin einrückte und dort vor lauter Er- und Aufregung einem Herzinfarkt erlag, handelten die Verantwortlichen eines Konkurrenzbetriebs im nahe gelegenen Lugano. Dort wurden die Horizontalarbeiterinnen an einem Defibrillator geschult. Sie sollen nun im Notfall als Lebensretter aktiv werden. Als Re-Animierdamen gewissermaßen ...

Und nun: Hut ab vor all jenen Männern, die ihre Todesstunde leider nicht friedlich im trauten Familienkreise erleben konnten. Und vor denen, deren Fälle publik wurden und nicht, wie so viele, für immer unbekannt bleiben werden.

Doppeltes Unglück

Nicht immer, wenn Menschen während des Sex sterben, sind es die außerordentlichen Praktiken, die zum Tode führen. Bei einem älteren Herrn, der die Dienste einer Prostituierten in Anspruch nahm, kam es während des Verkehrs zu einem Herzstillstand. Der Grund war eine eitrige Meningitis. Das Ungewöhnliche an diesem Fall: Auch die Prostituierte starb – aus Schock über den toten Kunden erlag sie den Folgen einer Leberzirrhose.

Treppensturz von St. Pauli

Ein ganz besonderer »Sexunfall« ereignete sich im Juli 2006 in der Herbertstraße zu St. Pauli. Ein 61 Jahre alter Freier ging zur Mittagszeit und schon stark alkoholisiert in die für Frauen und Minderjährige gesperrte Rotlichtstraße, um sich der dort angebotenen Dienstleistung zu erfreuen. Er entschied sich für eine vollschlanke Liebesdienerin, stürzte jedoch auf dem Weg hinauf ins Kämmerlein, wo alles stattfinden sollte. Mit heruntergelassener Hose krachte er die Stufen hinab und zog sich dabei eine stark blutende Platzwunde am Kopf zu. Die Dame rief in ihrer Not die Feuerwehr und begleitete ihren Beinahe-Kunden noch händchenhaltend zum Rettungswagen.

Mutter, Tochter und ein strangulierter Polizist

Ein verheirateter hochrangiger Polizeibeamter aus der Nähe von Mannheim entging im Februar 2009 bei einem Besuch einer Domina in Olpe im Sauerland nur knapp dem Tod. Bei einem vorausgegangenen ersten Besuch verlangte er von der 50-jährigen Liebesdienerin eine Atemreduktion, bei der er dann masturbierte. Beim zweiten Besuch äußerte er den Wunsch, die Domina möge doch mit ihm »Erhängen« spielen. Die Frau, die sich hierbei von ihrer 35 Jahre alten Tochter assistieren ließ, umwickelte daraufhin seine Genitalien mit Klebeband, band ein Seil um seinen Hals und knotete es an einen Deckenhaken. Plötzlich stürzte der Hocker um, auf dem der Polizist stand. Die beiden Frauen versuchten vergeblich, den Mann festzuhalten; mit allerletzter Kraft gelang es der Tochter, ein Metallbett herbeizuziehen, daraufzuklettern und das Seil durchzuschneiden. Dabei stürzte der Polizist auf die Domina, die sich deshalb einen Wirbel brach. Sie folgte dem Polizeibeamten, der eklatante Strangulationsverletzungen erlitten hatte, ins Krankenhaus.

Tierischer Tod

Besonders eigentümlich ist ein Fall aus dem US-Bundesstaat Washington, der die dortige Bevölkerung im Juli 2005 aufregte. Die Polizei ermittelte nach einem Todesfall gegen den Besitzer einer Farm. Denn der sonderbare Landwirt hatte seinen Bauernhof mit Hühnern, Ziegen und

Schafen zum Bordell umfunktioniert. Das galt als Geheimtipp für Sodomisten, die sich dort an den Tieren sexuell vergingen. Man wurde auf das Treiben aufmerksam, als ein Mann im Krankenhaus von King County an den Verletzungen starb, die er sich beim Geschlechtsverkehr mit einem Pferd zugezogen hatte. Gegen den Besitzer der Farm wurde wegen Tierquälerei ermittelt. Man war ihm auf die Schliche gekommen, weil eine Überwachungskamera das Nummernschild des Wagens gefilmt hatte, mit dem er den Verletzten ins Enumclaw Community Hospital gebracht hatte.

Seelsorge extrem

Am 20. Mai 1974 fand man in der Pariser Rue du Long auf dem Kopfsteinpflaster den Erzbischof von Paris tot auf. Jean Daniélou, der sich sehr in der Seelsorge für Prostituierte engagiert hatte, hatte in der Nacht zuvor das dortige Bordell besucht. Ob sein Besuch nun wirklich der Sorge um die Seelen der »regulières«, wie man die Prostituierten in Frankreich nennt, diente oder ob er auch noch ein anderes Interesse am Freudenhaus hatte, ist indes nicht klar. Fakt ist jedoch, dass der Geistliche an einem Herzinfarkt starb und von den Prostituierten gnädigerweise vor das Bordell gelegt wurde. Die Frauen gaben an, dass der Erzbischof bei ihnen immer ein gern gesehener Gast gewesen sei.

Zum Niederknien

Der Bundesgerichtshof im schweizerischen Lausanne hatte über einen eher ungewöhnlichen Fall in zweiter Instanz zu entscheiden. Ein Mann aus Fribourg hatte seine Domina verklagt, weil diese angeblich für seine Penisverletzung verantwortlich war. 1997 war der Schweizer bei der Dame zu Gast gewesen. Auf dem Boden kniend sei sein Penis mit einer Kette, die an seinem Genitalpiercing am Penis befestigt gewesen sei, ans Bett gefesselt worden. Als die Domina ihm nun befohlen habe aufzustehen, sei das Piercing abgerissen. Seither hatte der Mann einen geteilten Harnstrahl. Selbst eine Operation konnte den Penis nicht wieder vollständig reparieren. Im April 2000 zeigte der unzufriedene Kunde die Domina schließlich wegen schwerer Körperverletzung an. Das Bundesgericht jedoch entschied, dass keine schwere Körperverletzung vorlag, lediglich eine leichte, da der Penis nicht in seinen Funktionen beeinträchtigt war. Außerdem hatte sich der Mann nicht in einer wehrlosen Situation befunden, da er freiwillig den Anweisungen der Domina Folge leistete.

Die Penisfraktur: Kein »Bruch« wie jeder andere

Der Penisbruch ist ein Klassiker unter den Sexverletzungen. Es gibt schließlich kaum einen Mann, den nicht schon einmal im heftigsten Liebesgerangel kurz der Gedanke durchzuckte: »Und was ist jetzt, wenn ich das Ziel verfehle?«

Welche Verletzungen sind die unangenehmsten? Nun, Verbrennungen sind auf jeden Fall sehr schmerzhaft. Ein Schädel-Hirn-Trauma kann mitunter recht ungemütliche Folgen haben. Und auch Menschen, die nach einem Knochenbruch aufgrund der Schmerzen fast in Ohnmacht fallen, sind wahrlich nicht zu beneiden.

Aber es gibt eine Verletzung, die auf der »Um Gottes Willen bloß nie«-Liste mit deutlichem Vorsprung ganz oben steht: der Penisbruch. Auch wenn ein republikweit bekannter, blonder Musikproduzent einst in allen deutschen Boulevardblättchen mit der Geschichte über seinen kleinen lilafarbenen Dieter, der aussah »wie ein toter Aal«, humortechnisch reüssierte – zum Lachen ist dieses Thema eigentlich nicht. Schon gar nicht für die Betroffenen.

Penisbruch – schon das Wort ist völlig falsch. Denn wie die Lehrkraft für Biologie uns kichernden Sechstklässlern bereits in der Schule erklärte: »Wer dazu ›Schwanz‹ sagt, zeigt seine Unkenntnis über menschliche Anatomie. Denn Schwänze haben Knochen, und der Penis hat keinen. Auch wenn sich das manchmal anders anfühlt.« Oder medizinisch gesehen: Bei einem Armbruch frakturiert einer der Knochen, bei einem Penis dagegen rupturiert einer der Schwellkörper. Was jedoch keinesfalls besser ist. Aber selbst Ärzte benutzen das Wort »Penisbruch« aus einem ganz bestimmten Grund, der noch erklärt wird.

Fangen wir von vorn an. Der menschliche Penis ist folgendermaßen aufgebaut (die Experten mit dem Großen Latinum beglücken wir in den Klammern): Ausgehend vom Schambein erstrecken sich zwei Schwellkörper, die sogenannten Penisschwellkörper (Corpora cavernosa penis), die jeweils aus kompliziert aufgebauten Hohlräumen und Blutgefäßen bestehen. Zwischen diesem Schwellkörperpaar befindet sich die Harnröhre (Urethra). Die Urethra ist wiederum umgeben vom Harnröhrenschwellkörper (Corpus spongiosum penis), aus dem sich am oberen Ende des Penis die Eichel (Glans penis) bildet. Über diesen Schwellkörpern befindet sich eine einen Millimeter dünne Bindegewebsschicht (Tunica albuginea), die quasi alles zusammenhält. Drum herum noch eine hauchdünne Muskelschicht und die Haut – und fertig ist der Penis.

Im Querschnitt sieht das Ganze dem Gesicht einer Fliege überraschend ähnlich. Zu sehen ist das in einer Reihe von Lehrbüchern der Urologie (wir empfehlen: *Urologie* von Georg Krauß und anderen, erschienen 2008 im Springer Verlag). Natürlich ist diese gesamte Körperregion mit unzähligen Blutgefäßen, Lymphgefäßen und Nervenbahnen ausgestattet, die den Penis eigentlich erst zu dem machen, was er ist: ein Wunderwerk der göttlichen Ingenieurskunst und die subjektiv wichtigste Körperregion des Mannes.

So viel zur Theorie, nun zur Praxis. Bei der Erektion versorgt ein Muskel, der sogenannte Musculus ischiocavernosus, durch seine Kontraktionen die in den Schwellkörpern befindlichen Arterien und behindert gleichzeitig den venösen Abfluss. Da durch die Stimulation sehr viel Blut durch die Arterien fließt, wird der Penis immer größer. Nach kurzer Zeit ist er somit erigiert und die Schwellkörper sind prall gefüllt. Nicht immer ist dieser Vorgang vom Besitzer in dieser Form gewollt, aber das soll hier keine Rolle spielen.

Bei einer Erektion aber büßt der Penis eine seiner wichtigsten Eigenschaften ein: Er ist nicht mehr so flexibel und dehnbar wie im schlaffen Zustand. Diese wichtige Schutzfunktion wird zugunsten der möglichen Fortpflanzung abgelegt. Gleichzeitig wird die Bindegewebsschicht stark gedehnt. Ist sie im normalen Zustand noch mehrere Millimeter stark, hat sie nun nur noch eine Dicke von einem halben Millimeter. Stößt ein Mann mit seinem erigierten Penis an einen harten Gegenstand, zum Beispiel an den Beckenboden einer Frau, biegt sich der Penis nicht einfach. Zumindest nicht stark. Im schlimmsten Fall entlädt sich die durch den Aufprall entstandene Energie in einem sehr lauten Knacken.

Dieses Geräusch ist ungefähr vergleichbar mit dem kraftvollen Aufreißen einer Banane, dem Geräusch beim schwungvollen Sprung in Luftpolsterfolie oder dem Platzen eines Luftballons. Und das ist auch der Grund, warum selbst Ärzte diese Verletzung trotz der anatomischen Inkorrektheit »Penisbruch« nennen. Es hört sich an wie ein Bruch, es fühlt sich an wie ein Bruch – aber es ist doch viel schlimmer. Wird ein Penis nämlich zu stark gebogen, dann reißt entweder die Bindegewebsschicht oder einer der Schwellkörper ein. Meistens ist es einer der äußeren Penisschwellkörper. Das darin befindliche Blut ergießt sich sogleich in den Penis, wodurch dieser eine mitunter furchterregende Form und enorme Größe annimmt. Im Grunde genommen ist der Penis dann ein einziger großer Bluterguss.

Nicht immer entsteht die Ruptur eines oder mehrerer Schwellkörper durch Geschlechtsverkehr. Tatsächlich ist eine der häufigsten Ursachen das panische »Verstecken« der Erektion. Wenn zum Beispiel die Mutter ins Badezimmer stürmt, obwohl man es sich dort gerade gemütlich gemacht hat. Wegen zu schnellen Hochziehens ihrer Hose wurden schon einige Männer beim Urologen vorstellig. So auch ein junger Nigerianer, der 1999 mit einer schlimmen Ruptur direkt am Penisschaft im »Jos University Teaching Hospital« in Plateau State/Nigeria behandelt wurde. Doch seine Erektionsfähigkeit war nicht allzu eingeschränkt, wie der Junggeselle während der Behandlung mit einem Katheter eindrucksvoll bewies.

Am häufigsten erzählen Männer jedoch die Geschichte eines 30 Jahre alten Münchners, dessen Frau kurz vor der Entbindung des gemeinsamen Kindes stand: »Meine Frau und ich hatten gerade Sex, sie saß dabei auf mir drauf und ließ sich dann genüsslich auf meinen Penis fallen, als der gerade herausgerutscht war.« Sehr ungewöhnlich dagegen war der Fall eines Mannes, der sich während des Schlafs sehr ungeschickt gewendet haben muss. Er wachte von den schrecklichen Schmerzen seines sich langsam bildenden Hämatoms am Penis auf.

Egal, wie das Biegetrauma zustande kam: Wenn ein Penis plötzlich unter Schmerzen anschwillt, sich dunkelrot verfärbt und die typische S-Form annimmt, sollte schleunigst der nächste Arzt konsultiert werden. Schamgefühl hin oder her.

Wenn der Penis sich wie ein S formt, ist das immerhin ein gutes Zeichen. Zumindest den Umständen entsprechend. Denn das bedeutet, dass nur einer der Schwellkörper in Mitleidenschaft gezogen wurde und sich deswegen eine Verkrümmung in eine Richtung einstellt. Ist der Penis dagegen nur noch ein riesiger Ballon, ist die Situation schlimmer. Das Liebesinstrument sollte dann möglichst fest mit der Hand umschlossen und zusätzlich gekühlt werden.

Ist für den Arzt nicht ganz ersichtlich, wo sich der Einriss im Schwellkörper befindet, leitet er eine Cavernosografie ein. Dem Patienten wird hierbei ein Kontrastmittel injiziert, das auf einem Röntgenbild die Einrissstelle deutlich erkennen lässt. Es folgt eine Operation, bei der mit einer Drainage das Hämatom versorgt wird und die Schwellkörper mit einem Dauerkatheter rekonstruiert und begradigt werden. Je schneller die Ruptur behandelt wird, umso höher sind die Erfolgschancen. Wenn ein Betroffener aber nicht zum Arzt geht, passiert das Gleiche wie bei einem nicht behandelten Armbruch – das Körperteil kann verkrümmen. Der Unterschied: Ist auch ein schlecht verheilter Arm oft wieder belastbar, so wird derjenige, der mit seinem dicken Penis nicht zum Arzt wollte, nie wieder eine richtige Erektion haben.

Ein vom Urologen Werner Kammer 1976 beschriebener tragischer Fall unterstreicht die Dringlichkeit der Behandlung. Ein Patient hatte sich während des Geschlechtsverkehrs einen üblen Penisbruch zugezogen. Nicht nur, dass alle Schwellkörper verletzt wurden, auch die Harnröhre war am unteren Schaft innerlich komplett abgetrennt. Erst nach mehreren Tagen voller Qualen wurde der Mann schließlich mit hohem Fieber in ein Krankenhaus eingeliefert. Die nicht behandelte Infektion breitete sich auf den ganzen Körper aus und der Patient starb schließlich an

Organversagen. Wenn ein Penisbruch-Patient jedoch medizinisch versorgt wird, ist er nach einigen Wochen sexuell wieder voll einsatzbereit.

Penisbrüche kommen zwar selten vor – laut urologischem Internetportal von Dr. Dirk Manski ist es nur etwa jeder 175.000. Notfall –, sind aber dennoch ein fester Bestandteil des urologischen Krankheitsbildes. Den Experten des taiwanesischen »Koahsiung Medical College Hospital« gelang es, das Durchschnittsalter von Patienten mit frakturiertem Penis zu errechnen: 41,4 Jahre. Das Ergebnis dürfte in etwa herauskommen, wenn man das Durchschnittsalter aller geschlechtsreifen und kopulationsfähigen Männer errechnet. Es kann also jeden treffen. Passen Sie auf sich auf.

Wenn einem die Luft wegbleibt

Das Phänomen Asphyxiophilie: Warum sich so viele Menschen mehr Lust durch weniger Luft erhoffen. Eine Suche nach immer größeren Reizen und immer besseren Orgasmen, die sehr oft tödlich endet.

Er nahm noch ein paar Drinks an der Hotelbar, lächelte den Damen charmant zu und klimperte gedankenverloren auf dem Flügel in der Lobby herum. Dann ging er hinauf in seine Suite, Nr. 352 im »Swissotel Park Nai Lert« in Bangkok. Es war noch früh am Abend, höchstens 22 oder 23 Uhr. Mit dabei hatte er eine Flasche Whisky, um den Abend ausklingen zu lassen. Am nächsten Tag, den 4. Juni 2008, fand man ihn. Tot. Erstickt. Die Hände gefesselt, an der Garderobenstange des Wandschranks, nackt und mit Schlingen um den Hals und die Genitalien. Kein Geringerer als Hollywoodstar David Carradine, bekannt aus *Kill Bill*, war Opfer seiner Neigung geworden. Opfer der Asphyxiophilie.

Ein Wort, das oft buchstabiert werden muss: Asphyxiophilie. Zu Deutsch: die Neigung zur Atemreduktion (Asphyxie), der Versuch, bei der Masturbation durch Atemreduktion das Lustgefühl zu steigern. Eine abseitige Praktik, die im erweiterten Sinne zum Bereich der Paraphilie gehört. Dieser Begriff umfasst wiederum alle sexuellen Abnormitäten mit so seltsamen Blüten wie dem Frotteurismus, dem Verlangen, seinen Körper in der Öffentlichkeit, zum Beispiel in der vollen U-Bahn, an anderen zu reiben.

Die Luststeigerung durch Atembehinderung war bereits bei den Kelten, Mayas, Griechen, Indianern und in Südostasien sowie in Indien bekannt. Und galt häufig als völlig normal. Dabei handelte es sich aber meist um Handlungen in Gruppen oder zumindest mit einem Partner. Auch im übrigen Europa waren diese Praktiken lange bekannt und wurden früher vor allem in fachkundigen Bordellen praktiziert.

Über die Häufigkeit von Unfällen in Verbindung mit Asphyxiophilie lässt sich nur schwer etwas sagen, da nur die tödlich endenden Fälle dokumentiert werden können. Eine Untersuchung in Skandinavien ergab, dass etwa ein halber bis ein Todesfall pro einer Million Einwohner und pro Jahr bekannt wird. Auf die deutsche Einwohnerzahl hochgerechnet wären das zwischen 40 und 80 Todesfälle jährlich. In den USA schätzen

Experten die Zahl der Todesfälle auf 500 bis 1000 im Jahr – die meisten davon unter zusätzlichen Drogenmissbrauch. Zu 96 Prozent Männer bevorzugen diese Praktik, sie leben zudem oft noch ihren Heimwerkerdrang aus. Und bauen sich abenteuerliche Konstruktionen mit Tischen und Stühlen, Ketten und Seilen und Flaschenzügen, die über Türklinken laufen. Dabei werden oft Sicherheitsmechanismen eingebaut. Man schnürt Gleitknoten, die sich schnell lösen lassen, legt Messer und Scheren in Griffweite, sorgt für Stühle und Sitzgelegenheiten, um sich abzustützen oder abzufangen. Man kann sich vorstellen, wie viel dabei schiefgeht.

Besonders junge Menschen sterben häufig an den Folgen der Asphyxiophilie. Viele Ärzte sehen es deshalb nicht gern, dass man darüber berichtet, da sie Nachahmungseffekte befürchten. Vor allem in der Literatur für Homosexuelle wird vor dieser sexuellen Spielart nachdrücklich gewarnt. Seit einigen Jahren geht die Anzahl der Unfälle zurück, was wohl auf die verstärkte Aufklärung zurückzuführen ist. Allerdings unterschätzen immer noch viele, dass etwa die Bewusstlosigkeit viel schneller eintritt, als sie denken.

Die Dunkelziffer bleibt dennoch beträchtlich, denn häufig werden solche Todesfälle als Selbstmorde deklariert. Das passiert, weil diese Unfälle oftmals selbst durch die Polizei fehlinterpretiert werden. Auch Angehörige greifen ein und entfernen vor dem Eintreffen der Polizei aus Scham über die vermeintliche Perversität des Verwandten jeglichen Hinweis auf eine autoerotische Betätigung. Sie ziehen das Opfer einfach wieder an oder bedecken wenigstens schnell noch seine entblößten Geschlechtsteile.

Warum Strangulation überhaupt zu einer Steigerung des Lustgefühls führt, ist nicht eindeutig geklärt. Die Wissenschaft diskutiert verschiedene Thesen. Eine besagt, dass der Sauerstoffmangel im Blut – verursacht durch Strangulation oder eine Gesichtsmaske – vermehrt Transmitterstoffe im Gehirn ausschüttet. Der Körper versucht, gegen die drohende Erstickung anzukämpfen, indem er auf Hochtouren arbeitet. Das erzeugt einen Rausch, der dem bei Drogenkonsum entspricht. Um den Effekt zu verstärken, ziehen manche Menschen eng anliegende Kleidung aus Latex oder Neopren an. Diese Anzüge üben Druck auf den Brustkorb aus, was das Atmen erschwert. Denkbar ist aber auch, dass durch die Extremsituation vermehrt Stresshormone ausgeschüttet werden, die die Erregung steigern. Auch der psychische Aspekt sollte nicht unterschätzt werden. Der Gedanke, dem Tod nur knapp zu entkommen oder das eigene Leben komplett in die Hände des Partners zu legen, scheint für viele ein zusätzlicher Reiz zu sein.

Und: »Durch Fesselungen und Knebel erleben die Betroffenen eine befreiende Einengung«, sagte der Sexualpsychologe Christoph Joseph Ahlers der *Frankfurter Rundschau* 2009 in einem Interview. Was er meint, ist dies: Solange der Mensch gefesselt sei, fühle er sich nicht verantwortlich, weil er ja selbst nicht mehr handeln könne. Das ermöglicht ein schuldfreies Zulassen der Lust.

Das deutsche Nachrichtenmagazin *DER SPIEGEL* widmete 1997 dem Thema im Nachklang des Todes von Popstar Michael Hutchence Aufmerksamkeit. Hier wurden auch die drei wesentlichen Spielarten der Asphyxie erläutet:

- Strangulation: die häufigste AA-Praktik, die von der einfachen Schlinge bis zu komplexen Drosselkonstruktionen reicht; so etwa die Hängung in Schaukelstellung oder die Selbstfixierung auf einem Schwebebrett, dessen Schräglage der Praktikant per Flaschenzug steuert und auf diese Weise den Zug der Halsschlinge dosiert;

- Re-Inhalation: Anwendern dieser Technik, bei welcher der Asphyxiker seine Atemluft in eine entsprechend präparierte Gasmaske oder einen Plastiksack rückatmet, einigt der Hang zur Gummikleidung und Bündelschnürung – ausgefallene Fesselungsszenarien sind dabei oft im Spiel, aber auch Sahnespenderflaschen, deren

Druckkartuschen das euphorisierende Distickstoffoxid (Lachgas) enthalten;

- Thorax-Kompression: Die erwünschte Atemreduktion wird hierbei auf mechanischem Wege durch die Verringerung des Lungenhubs erreicht, etwa durch den Druck einer hydraulischen Presse auf den Brustkorb oder durch Anlegen eines Druckanzugs, wie ihn Jetpiloten tragen. In beiden notorisch gewordenen Fällen überlebten die Ausübenden jedoch nicht – Probleme mit der Feinregulierung des Drucks.

Es lässt sich meist nur schwer feststellen, ob jemand seine Lust steigern wollte oder seinen Selbstmord als autoerotischen Unfall getarnt hat, indem er einfach pornografische Literatur um sich herum verteilt und sich vielleicht noch die Hose ausgezogen hat. Diese Zweifel kommen vor allem dann auf, wenn bei dem Verunglückten starke psychische Belastungen bekannt waren oder auch mit Suizid gedroht wurde. Ebenfalls nicht auszuschließen ist, dass eventuelle Sicherheitsmaßnahmen von den Autoerotikern nicht in Anspruch genommen wurden, sie haben den Tod dann hingenommen, sozusagen ein Selbstmord durch Masturbation.

Hier verschwimmen also die Grenzen zwischen Lust und Leid, zumal die Methode »Plastiktüte« – also das Überstülpen einer herkömmlichen Einkaufstüte aus Kunststoff – sowohl für den Selbstmörder als auch für den pervers angehauchten Masturbator Vorteile hat: Man muss sich nicht mit Chemie oder Physik auskennen, man braucht keine komplizierten oder teuren Vorrichtungen, der Rausch wird durch die sogenannte Rückatmung des Kohlenmonoxids noch verstärkt, die Spuren sind leicht zu verwischen – und eine Plastiktüte ist ziemlich preisgünstig.

Dass all diese Praktiken kein Auswuchs unserer modernen und verwirrenden Zeiten sind, das beweist schon der Fall des tschechischen Komponisten Frantisek Koczwara. Sein Schicksal führte sogar zu einem eigenen Wort für Sauerstoffminderung im Gehirn. Der »Koczwarismus«, eine Unterart der Paraphilie, leitet sich vom ungewöhnlichen Tod des Frantisek Koczwara her, der seither nicht nur durch seine Sonate »Die Schlacht von Prag« bekannt ist. 1984 wurde der Fall in einer forensischen Zeitschrift unter dem Titel »The sticky end of Frantisek Koczwara, composer of the battle of Prague« veröffentlicht.

Folgendes war passiert: Im Februar 1791 war Koczwara zu Besuch in London und suchte dort die Dienste einer Prostituierten auf. Anfangs verlangte er von ihr, ihm die Hoden zu entfernen, was sie jedoch verweigerte. Anschließend band er das eine Ende einer Krawatte an den Türknauf und das andere Ende um seinen Hals. Während des anschließenden Geschlechtsverkehrs verlor er das Bewusstsein und wachte nicht mehr auf. Die Prostituierte wurde daraufhin des Mordes an dem Musiker angeklagt, weil der Akt in ihrer Wohnung stattfand. Das Gericht schenkte jedoch den Schilderungen der Prostituierten Glauben und sprach sie frei.

Einige Todesfälle durch jegliche Form der Atemmanipulation wurden bekannt – und dienen als Warnung vor ähnlichen Praktiken.

- Als ein 40 Jahre alter Mann aus Hamburg nach dem Wochenende nicht bei der Arbeit erschien und auch nicht erreichbar war, öffnete die Polizei seine Wohnung, in der er allein lebte. Schnell entdeckten die Polizisten den Leichnam in der sehr ordentlichen Wohnung. Der Mann war in einer hockenden Position gestorben, direkt neben dem eingeschalteten Heizkörper. Als man ihn entkleidete, bot sich den Kriminalisten ein überraschendes Bild. Der Mann hatte seine Brust, den Bauch, die Genitalien und die Beine mit Scheiblettenkäse belegt. Darüber hatte er sich Damenstrumpfhosen gezogen und seinen Kopf und seine Füße in blaue Plastikmüllsäcke gestülpt. Am Körper trug er einen blauen Regenmantel und darüber einen Taucheranzug aus Neopren mit den dazugehörigen Füßlingen. Die Polizisten schlossen schnell aus, dass ihn jemand zu so einer Handlung gezwungen haben könnte. Außerdem lagen, nicht weit von der Leiche entfernt, Bilder einer Frau in Plastikbekleidung. Daneben fanden die Beamten eine Dose mit Äther. Die Polizisten konnten den Äther sofort riechen, als sie dem Mann die Kopfbedeckung abnahmen. Eine Obduktion hielt man danach nicht mehr für notwendig. Es handelte sich eindeutig um einen autoerotischen Unfall. Todesursache: Ersticken.

- Ein älterer Mann wurde tot kopfüber in einem eng anliegenden Sack gefunden. Seine Beine waren durch eine komplizierte Seilkonstruktion an der Decke befestigt. Durch das Kopfüberhängen entstand Sauerstoffmangel, wovon der Mann sich offenbar einen gesteigerten Orgasmus versprach. Nach stundenlangem Todeskampf starb er an Kreislaufversagen und Erstickung.

- Mit einem selbst konstruierten Atemgerät wollte sich ein junger Mann zur sexuellen Ekstase emporheben. An ein kompliziertes Schlauchsystem waren Sahnekapseln angebracht, wie man sie normalerweise für den Sahnespender zum Sprühen benutzt. Das Gas in diesen Kapseln ist für gewöhnlich Distickstoffmonoxid, vulgo auch Lachgas genannt. Die stolze Menge von 14 Packungen mit je zehn Kapseln wurde bei der Leiche gefunden. Nur eine Kapsel davon fehlte. Daraus schlossen die Kriminologen, dass der erste Versuch mit den Lachgaskapseln auch der letzte war.

- Tragische Unfälle bei der Masturbation sind keine Frage des Alters. Das zeigt der Tod eines 12 Jahre alten Jungen. Im Fitnessraum im Haus seiner Eltern baumelte ein Punching-Ball von der Decke. Der Junge schlang das Seil des Sacks um seinen Hals, sodass der Sandsack auf seiner Brust zu liegen kam. Anschließend wollte er masturbieren. Ob es noch dazu kam, ist ungewiss, denn durch das Gewicht des Sandsackes zog sich die Schlinge sofort zu, der Junge wurde stranguliert, innerhalb kürzester Zeit bewusstlos und starb schließlich.

- Ein 16-jähriger Teenager wollte sich ebenfalls mittels künstlich erzeugter Atemnot in sexuelle Erregung versetzen. Dazu kniete er sich im Fitnessraum seines Elternhauses vor eine Hantelbank, befestigte ein Seil darum, das er auch um seinen Hals legte. Seine Schlaufenkonstruktion schien jedoch anders zu funktionieren, als er dachte, denn statt sich nach dem Akt wieder zu lockern, zog sich die Schlinge immer weiter zu. Die Eltern fanden ihren Sohn Stunden später tot.

- Besonders grausam war ein 12-Jähriger gestorben, den die Polizei im offenen Treppenhaus seines Elternhauses an einem Seil hängend fand. Er trug die schwarze Unterwäsche seiner Mutter und hatte drei Ledergürtel um Bauch und Oberschenkel gebunden. Die Ärzte fanden Einblutungen in der Lendenwirbelsäure, wie sie häufig durch Krämpfe entstehen, die während des Todeskampfs auftreten. Die Umstände seines Todes weisen darauf hin, dass der Junge Fetischist war und sich sexuell stimulieren wollte.

- Als sie nach einem langen Arbeitstag spätabends nach Hause kam, fand eine Frau ihren Ehemann erhängt am Fenster. Die Ehe war wegen der großen Eifersucht des Mannes insgesamt unharmonisch. Bereits einige Jahre zuvor hatte der Mann versucht, sich umzubringen, indem er sich die Pulsadern aufgeschnitten hatte. In der Folgezeit hatte er so oft angedroht, sich etwas anzutun, dass seine Frau dies schließlich nicht mehr ernst nahm. Diese Vorgeschichte ließ zunächst vermuten, der Mann habe diesmal den Suizid tatsächlich vollzogen. Es gab jedoch einige Indizien, die dies infrage stellten. Zum einen hatte der Verstorbene den Strick so gekürzt, dass er auf dem Fenstersims Platz nehmen konnte. Das wäre unnötig gewesen, hätte er sich erhängen wollen. Des Weiteren war sein Glied entblößt und es fanden sich frische Spermaspuren auf der Hose.

- Frauen verunglücken eher selten bei dieser Art des Masturbierens. Eine 24 Jahre alte Frau aber nutzte zur Selbstbefriedigung ein Halstuch, um durch eine Atemreduktion einen intensiveren Orgasmus zu erleben. Dabei strangulierte sie sich so stark, dass sie verstarb. Angehörige bestätigten der Polizei, dass keinesfalls ein Suizidgedanke vorgelegen hatte. Auch die Pornohefte, die neben der Toten gefunden wurden, lassen einen beabsichtigten Tod unwahrscheinlich werden.

- Wer mit Atemreduktion masturbieren will, sollte immer einen Partner dabeihaben. Dass auch das nicht immer hilft, zeigt das Beispiel eines homosexuellen Paares, das sich im Mai 2008 auf seinem Dachboden in seinem Haus in Hardegsen/Niedersachsen sadomasochistischen Spielen hingab. Der eine Partner wurde stranguliert, der andere verließ den Dachboden. Als er wieder zurückkehrte, war der Partner durch die Strangulation verstorben. Die Staatsanwaltschaft Göttingen ermittelte anschließend wegen unterlassener Hilfeleistung und fahrlässiger Tötung.

- In Krefeld kam es vor einigen Jahren zu einem bizarren Fall. Ein Jogger entdeckte auf einem Parkplatz am Stadtrand ein Auto mit zwei Toten darin. Es handelte sich um einen 28-jährigen Mann und seine 19-jährige Freundin. Beide waren nackt, und über den Kopf des Mannes war eine Plastiktüte gestülpt. Zunächst glaubte die Polizei an Fremdverschulden und ermittelte wegen Mordes. Erst nach der Obduktion, bei der keine Spuren von Gewalteinwirkung festgestellt wurden, sowie dem Fund eines Abschiedsbriefs, konnte die Polizei den Fall aufklären. Das Pärchen fuhr an einem Samstagabend auf einen entlegenen Parkplatz, um dort zu kopulieren. Anscheinend experimentierten die beiden dann mit Atemreduktion, wobei die junge Frau an einer Sauerstoffunterversorgung verstarb. Als der Mann dies erschrocken erkannte, ergriffen ihn wohl tiefe Trauer und so große Schuldgefühle, dass er beschloss, sich selbst zu richten. Mit einer Plastiktüte, die er über seinen Kopf zog und mit einer Schnur, die er am Hals befestigte. Zuvor schrieb er noch einen Abschiedsbrief.

- In einem Müllcontainer wurde ein toter junger Mann gefunden. Er war komplett nackt und in zwei große Plastiktüten eingeschnürt. Die Polizei ging zunächst von Fremdverschulden aus. Weitere Untersuchungen ergaben jedoch, dass der Tote in dem Pflegeheim wohnte, zu dem der Müllcontainer gehörte. Ein Pfleger meldete sich schließlich und gestand, dem Toten bei der Ausübung seiner sexuellen Vorstellungen behilflich gewesen zu sein, da dieser körperlich nicht dazu in der Lage war. Die Todesursache war starke Unterkühlung.

- Ein 19 Jahre alter Maurerlehrling wurde Opfer des Alkohols und seiner Experimentierfreude. Man fand ihn auf dem Boden liegend, den Stiel eines Toilettenspiegels im Mastdarm, um den Hals eine Schlinge aus Hanf. Offenbar hatte der junge Mann, bei dem ein sehr hoher Blutalkoholwert gemessen wurde, die Kontrolle über sein autoerotisches Spiel verloren und war gestorben.

- In den 1960er-Jahren wurde einem 17-jährigen Autoschlosser seine Vorliebe für Plastik und Gummi zum Verhängnis. Nach einem netten Abend beim Tanzen ging er nach Hause und zog sich bis auf ein Unterhemd aus. Danach stülpte er sich einen Kleidersack aus dem Kunststoff Igelit über seinen Kopf, den er mit einem Gürtel, ebenfalls aus Igelit, straff um seinen Hals zog. Er kniete sich vor sein Bett und drückte seinen Kopf auf die Matratze. Dabei musste er sich übergeben und erstickte in der Folge an seinem Erbrochenen. Einige Wochen zuvor hatte seine Mutter ihn bereits erwischt, als er sich einige Igelitfetzen um seinen Körper gebunden hatte, und die Polizei fand in seinem Kleiderschrank einen ganzen Aktenkoffer voller Gummireste, die alle mit Sperma beschmiert waren.

- Wird eine Person mit vielen Hinweisen auf autoerotische Betätigung tot aufgefunden, so schwebt immer die Frage im Raum, ob es ein Unfall war oder doch Selbstmord. Anfang der 1960er-Jahre ereignete sich ein Fall, bei dem die Umstände des Todes den Beteiligten einige Rätsel aufgaben. Ein Kriminologe berichtet in einer Fachzeitschrift Folgendes über diesen Fall: »K. (31) wurde von seinen Eltern in seinem gasgefüllten Zimmer in Rückenlage tot aufgefunden, bekleidet nur mit einem Ruderhemd und Strümpfen. Er hatte einen Nylonmottenschutzbeutel über Kopf und Rumpf gezogen. An einem Gashahn neben der Tür war ein ein Meter langer Kühlwasserschlauch befestigt und sein Ende in den Nylonbeutel eingeführt, sodass K. nach Öffnen des Hahnes das Gas einatmen musste. Die Leiche lag auf einem weißen Laken, in das der Betreffende vielleicht eingewickelt war. Neben der Leiche stand ein Weckglas mit etwas Flüssigkeit und einigen aufgeweichten Zigarettenstummeln. Zwei Meter von der Leiche entfernt lag ein umgefallener Stuhl. Im Beutel fand sich Erbrochenes. Um den Brustkorb lag in Gürtelhöhe eine Kette, die mit einem Schloss abgeschlossen war. Um die Kette und den ganzen Körper war ein Ledergürtel und ein rotes Adventsband geschlungen. Unter dem Ruderhemd befand sich ein Büstenhalter, der mit zwei Ruderhemden ausgestopft und durch ein rotes Bändchen an den Oberschenkeln befestigt war.

- K. [...] war ein ausgesprochener Sonderling und onanierte exzessiv. Seine Mutter überraschte ihn häufig dabei, fand auch ihren Büstenhalter und Schlüpfer in seinem Bett. Weiblichen Anhang hatte er nicht. Als die Eltern ihn am Tag des Todes verließen, war er unauffällig, nicht depressiv, las ein Buch. Ihnen gegenüber hatte er nie Suizidgedanken geäußert. Seinem Chef hatte er einmal erklärt, die Welt sei schlecht, es lohne sich nicht zu leben. Seit seiner Schulzeit hatte er einen Freund, mit dem er jeden Abend zusammen war und gemeinsam geschlafen hatte, angeblich ohne homosexuelle Betätigung. Am Tattag hatten sie sich für den nächsten Tag verabredet. [...] Kein Zweifel besteht, daß K. sexuell abwegig veranlagt war und sich mit Fesselungen und transvestitischen Verkleidungen autoerotisch betätigt hat. Der Nylonbeutel entspricht anderen Fällen der neueren Zeit. Ungewöhnlich ist das Einleiten von Leuchtgas in den Beutel. Es lässt zuerst an eine Selbsttötung denken, besonders bei einer autoerotischen, psychopathischen, depressiven Persönlichkeit, wie K. geschildert wird. Die Verbindung der Selbsttötung mit einer autoerotischen Inszenierung ist möglich und einfühlbar. Die Situation, in der K. aufgefunden wurde, spricht gegen einen Unglücksfall und mehr für die Selbsttötung. Auf der anderen Seite kommt es bei Kohlenmonoxid-Vergiftungen im ersten akuten Stadium nicht selten zu euphorischen Erregungszuständen mit lustbetonten Sensationen, die auch sexuell gefärbt sein können. Das war K. möglicherweise bekannt und wurde von ihm gesucht. Gerade beim Kohlenmonoxid ist durch seine hohe Giftigkeit eine Überdosis und eine nicht beabsichtigte Selbsttötung besonders leicht möglich. Der Fall bleibt daher ungeklärt.«

- Ein leiser Hilferuf aus einem ihrer vermieteten Zimmer ließ eine Pensionswirtin unruhig werden. Sie klopfte an die Tür, versuchte sie zu öffnen, doch sie war verschlossen. Mit der Hilfe anderer Gäste gelang es ihr schließlich, die Tür aufzubrechen. Ein junger Mann hatte sich an einem Türpfosten mit Lederriemen aufgehängt und seine Füße und Hände so sehr verknotet, dass er sich selbst nicht mehr aus seiner Lage befreien konnte. Später erzählte er, er habe in einem Buch über KZ-Verbrechen über diese Hängemethode gehört und sie einfach einmal ausprobieren wollen. Der gleiche Mann wurde später in seinem Bett tot aufgefunden, dieses Mal hatte er mit einer Plastiktüte seine Sauerstoffzufuhr unterdrückt.

- Eine regelrechte Ritterrüstung bastelte sich ein Vermessungssachbearbeiter. Dazu nietete er mehrere Konservendosen auf einen Gummianzug. Auch seine Schuhe waren mit Blechbüchsen beschlagen. Als man seine Leiche fand, lag daneben auch ein selbst gebauter Helm aus einer Blechschüssel und Konservendosen. Die Befragung der Nachbarn ergab, dass der Mann häufig in seiner Wohnung gehämmert und gesägt hatte. Zusätzlich zu dieser Blechverkleidung schwärzte er sein Gesicht mit Schuhcreme und band sechs dicke Eisenketten um seinen Oberkörper. Zur eigentlichen sexuellen Stimulation hatte der Mann eine komplizierte Vorrichtung konstruiert: Auf einen Tisch band er einen Stuhl. An die obere Rückenlehne des Stuhles band er die Ketten, die er dann um seinen Oberkörper schlingen würde. Er selbst stellte sich aufrecht vor den Tisch. Je nachdem, wie sehr er nun in die Knie ging, würde sein Oberkörper mehr oder weniger komprimiert und der Mann würde sexuelle Lust empfinden. So der Plan. Die vermeintliche Kontrolle aber entglitt ihm wohl doch: Sein Tod trat schließlich aufgrund zu starker Lungenkompression ein.

- Eine Kriminalistin berichtet vom tragischen Fall eines Autoerotikers, an dessen Leichnam der vehemente Kampf um sein Leben noch erkennbar war. Er hatte seinen ganzen Körper akkurat mit schwarzem Klebeband umwickelt. Über der Mundpartie klebte rotes Band. Durch die Verschließung der Nase verminderte er die Sauerstoffzufuhr zusätzlich. Sein einziger Sicherheitsmechanismus war eine Nagelschere, mit der er schnell genug das Klebeband durchschneiden wollte. Die Polizei fand ihn tot mit der Nagelschere in der Hand und einigen Einschnitten in das Klebeband. Da er sich auch Stofffetzen in den Mund gestopft hatte, konnten die kleinen Einschnitte nicht mehr genügend Sauerstoff liefern.

- Lange Zeit war man beim Tod eines 18-jährigen Schülers von Selbstmord ausgegangen. Der Polizei blieb jedoch ein Rätsel, was das Motiv dafür gewesen sein könnte. Der Schüler war ein lebensfroher junger Mann mit guten Noten in der Schule. Auch psychische Erkrankungen waren nicht bekannt. Erst später räumte seine Mutter ein, dass er bei einem sexuellen Spiel gestorben sei. Sie war es auch, die ihn tot gefunden hatte. Er hatte sich auf die Toilette gestellt und seinen Hals an einem Rohr festgebunden. Dann aber war er vom Klodeckel abgerutscht und hatte sich das Genick gebrochen. Die Mutter, die die ganze Zeit im Nebenzimmer gewesen war, hatte an die Tür geklopft und sie schließlich aufgebrochen. Sie hatte ihren toten Sohn in ihrer Unterwäsche und ihren Schuhen erblickt. Bevor sie die Polizei alarmierte, hatte sie ihm noch seine eigene angezogen. Es sei ihr peinlich gewesen, dass ihr Sohn durch solch eine unzüchtige Tat ums Leben gekommen sei, sagte sie.

- Nachdem sich Nachbarn über einen fauligen Geruch beschwert hatten, öffnete die Polizei eine Wohnung. Im Schlafzimmer entdeckten sie zunächst einen toten Mann, der nackt auf dem Boden an der Wand saß. Im Bett daneben lag eine junge Frau, die ebenfalls seit längerer Zeit tot war. Der Mann hatte einen Strick um seinen Hals, der mit seinen Händen verbunden war, die wiederum unter seinen Beinen lagen. Durch die Anwinkelung seines Beines konnte er steuern, wie stark er seinen Hals strangulieren wollte. Seine Partnerin hatte ein Tuch um den Hals gebunden. Anscheinend wollte der Mann die Frau würgen und anschließend sich selbst strangulieren. Es war ihm jedoch nicht mehr möglich, sich selbst zu befreien, sodass er auch seine Partnerin nicht retten konnte. Beide verstarben zum ungefähr gleichen Zeitpunkt.

- Ein junger Mann wurde per Notarztwagen in ein nahes Krankenhaus eingeliefert. Er hatte die Ambulanz alarmiert, nachdem er aus einer Ohnmacht wieder aufgewacht war. Die Sanitäter vermuteten eine Bewusstseinstrübung, ausgelöst durch Kreislaufversagen. Im Krankenwagen erzählte der junge Mann aber, dass er sich selbst stranguliert habe. Später beim Arzt beichtete er dann die ganze Geschichte. Er habe schon länger mit Selbststrangulation experimentiert. Bislang sei das immer gut gegangen, weil er ein zweites Seil benutzt habe, an dem er sich wieder habe aufrichten können. Aber dieses Mal sei er so berauscht von seiner Sexualtechnik gewesen, dass er seine Beine nicht mehr habe bewegen können. Alles sei ihm plötzlich völlig egal gewesen. Zwar habe er sich weiterhin an dem Strick festgehalten, aber keine Kraft mehr gehabt, sich hochzuziehen. Erst durch einen plötzlichen Adrenalinschub habe er wieder Lebenskraft verspürt und sei ganz schnell hochgekommen. Der junge Mann versprach, nie wieder eine solche Konstruktion auszuprobieren. Oder zumindest immer einen Assistenten dabeizuhaben.

- Im Keller seines Elternhauses fand man einen Lehrling, der einen ungewöhnlichen Fetisch hatte: In ein buntes Karnevalskostüm mit Röckchen gekleidet, hatte er durch Strangulation immer wieder für Sauerstoffmangel gesorgt und sich damit in sexuelle Euphorie versetzt. Aus dem letzten dieser Versuche war er dann nicht mehr aufgewacht.

- Da er ein plumpsendes Geräusch hörte, brach ein junger Mann das Badezimmer in seinem Elternhaus auf und fand dort seinen Vater tot vor. Der vollständig bekleidete Mann hatte sich offenbar mit einer Damenstrumpfhose selbst erdrosselt. Die Ehefrau gab später bei der Polizei zu Protokoll, dass ihr Mann unter starken Kopf- und Genickschmerzen gelitten habe und sich wohl mit der Strumpfhose Erleichterung habe verschaffen wollen. Da gegen den Mann jedoch bereits eine Untersuchung wegen unzüchtiger Handlungen lief, vermuteten die Kriminalbeamten einen autoerotischen Unfall. Bewiesen werden konnte das jedoch nie.

- Im Jahr 1958 wurde ein 53 Jahre alter Arbeiter tot in seiner stark verdreckten Wohnung aufgefunden. Der Mann lebte sehr zurückgezogen, hatte nur selten Besuch, kaum Kontakt zu Außenstehenden und offensichtlich transvestitische Neigungen. Als er starb, hatte er auf dem Kopf eine Perücke mit langen blonden Haaren, die von einer grünen Kapuze bedeckt war. Am Körper trug er eine Damenbluse mit Spitze, eine roten Damenjacke und rote Pulswärmer. Unter seiner Kleidung hatte er einen bestickten Badeanzug an, darüber eine lange Unterhose. Er hatte sich sehr viel Mühe gegeben, seine Kleidung so weiblich wie möglich zu gestalten. Es waren zusätzliche Rüschchen auf die Bluse genäht, außerdem trug er rote Schuhe mit hohen Absätzen. Um äußerlich vollends zur Frau zu werden, hatte er sich Brüste und Waden aus Gips angefertigt. Das Gesicht war maskenartig weiblich geschminkt. Seinen Penis hatte er durch eine Öffnung im Badeanzug entblößt. In seiner Wohnung standen eine Nähmaschine und große Bottiche, wie man sie zum Färben von Kleidung benutzt. Offensichtlich hatte der Mann zuvor sehr viel Zeit damit verbracht, sich seine Kleidung selbst anzufertigen. In einem Tagebuch hatte er seine transvestitischen Vorstellungen von Sexualität beschrieben. Während er sich in einem großen Spiegel betrachtete und durch Strangulation erregte, verstarb er durch eine zu starke Kompression seiner Halsschlagader.

- Ein Landwirt erzählte seiner Familie eines Abends, dass er noch in den Garten wolle, um die Vögel von den Kirschbäumen zu vertreiben. Als er nach langer Zeit noch immer nicht wieder zurück war, wurde sein Sohn losgeschickt, um nach ihm zu suchen. Tatsächlich fand er ihn. An einem der Kirschbäume in einer Schlinge hängend, bis auf Socken und Schuhe völlig entkleidet und mit erigiertem Penis.

- In den 1960er-Jahren wurde in einem Hotel ein 27-jähriger Lehrling gefesselt aufgefunden. Über seinen Kopf war eine Plastiktüte gestülpt, die mit einem Faden festgezurrt war. Deshalb wurde Ersticken auch zur offiziellen Todesursache erklärt. Dennoch war der Fall kriminalistisch nicht eindeutig zu klären. Bereits fünf Monate vor seinem Tod war der Mann in einem Hotel aufgefunden worden, an Händen und Füßen gefesselt. Angeblich war er damals durch die Einnahme von Schlafmitteln bewusstlos geworden. In seiner Heimatstadt war der Tote für seine Homosexualität bekannt und hatte bereits auf dem Strich gearbeitet. Schon einmal hatte er sich mit Schlaftabletten umbringen wollen, weil er Angst vor einer Rheumaerkrankung hatte. Weiterhin unterhielt er ein Verhältnis zu einem verheirateten Mann, was damals noch zu einem Strafverfahren gegen ihn führte. Diese Umstände machten einen Selbstmord, einen unglücklichen autoerotischen Unfall oder sogar Fremdeinwirken gleichermaßen wahrscheinlich.

- Offensichtlich transvestitisch veranlagt war ein 23 Jahre alter Student, der sich in seinem Elternhaus autoerotischen Spielen hingab, während die restliche Familie auf Reisen war. Komplett bekleidet mit den Sachen seiner Schwester, schnürte er sich ihren Gürtel um den Hals, in den er zuvor einen Metallring eingearbeitet hatte, den er wiederum an einer Sprossenleiter befestigte. Als er sich nun rücklings auf die Leiter stellte, rutschte er mit seinen Stöckelschuhen von den Sprossen ab. Die ruckartige Bewegung führte zu augenblicklicher Bewusstlosigkeit. Durch das nach unten ziehende Körpergewicht riss zwar nach einiger Zeit der Metallring vom Gürtel ab, wodurch der junge Mann auf den Boden stürzte. Leider zu spät. Wäre das früher passiert, wäre die Strangulation rechtzeitig beendet worden und nicht letal gewesen.

- Ein Fall der Mediziner Hans Groß und Ernst Seelig zeigt, wie sehr ein Autoerotiker seine Vorlieben unter Verschluss halten kann. Der Pfarrer einer kleinen katholischen Gemeinde erfreute sich höchster Beliebtheit. Der 47 Jahre alte Mann war für sein gepflegtes Äußeres und sein gutes Benehmen geschätzt. Er war gebildet, sehr kultiviert und musikalisch begabt. Umso überraschender war es, als man den Gottesmann eines Tages in seinem Arbeitszimmer auffand: in Ketten gefesselt und erhängt. Eine Kette war um seinen Hals gewickelt und an der Tür angebracht. Um einen seiner Füße war eine zusätzliche Kette gewickelt. Weitere Ketten lagen neben der Leiche. Wahrscheinlich hatte der Finder zunächst versucht, die offensichtlich sexuell motivierte Selbstfesselung zu vertuschen, dann aber abgebrochen, weil es ihm unmöglich erschienen war, alle anderen Indizien zu verstecken. Denn der Pfarrer war komplett in Frauensachen gekleidet. Das Zimmer enthielt eine Fülle eindeutiger Accessoires, wie Spitzenhosen und Büstenhalter, alle in der undamenhaften Konfektionsgröße des Pfarrers. Man fand außerdem einige Perücken und künstliche Brüste. Der Gottesmann hatte sich zudem neben seinem Arbeitszimmer eine Dunkelkammer eingerichtet, wo er die selbst aufgenommenen Bilder entwickelte. Die Fotos zeigten den Mann in seinen Damenkleidern und mit entblößtem Geschlechtsteil in eindeutigen sexuellen Posen. Einige Fotos bildeten ihn beim Urinieren in einen Nachttopf ab, ebenfalls in Frauenkleidung. Auffällig war auch, dass der Pfarrer viel Literatur über sexuelle Perversionen besaß. Betrachtet man diese sexuellen Neigungen, so darf dem Pfarrer immerhin geglaubt werden, was er einem Freund in einem vertraulichen Gespräch geschworen hatte: Dass er niemals mit einer Frau geschlechtlichen Verkehr ausgeübt habe.

- Überrascht war eine Familie, die an der Rückseite ihres Hauses ein Baugerüst aufgestellt hatte. Als der Hausherr eines Morgens aus der Tür trat, sah er das Ergebnis der nächtlichen Aktivitäten seines Sohnes. Mit auf dem Rücken gefesselten Händen und heruntergelassener Hose sowie einer Schlinge um den Hals hing der Filius am Gerüst. Offensichtlich hatte er sich nachts an das Gerüst gefesselt und die Schlinge um den Hals gelegt. Mittels Verlagerung seines Gewichts hatte er eine Reduzierung des Sauerstoffgehaltes in seinem Blut provoziert, was ihn sexuell stimuliert hatte. Mit seinen glatten Gummischuhen musste er dabei von der unteren Sprosse des Gerüstes abgerutscht sein und sich selbst erhängt haben.

- Eher selten kommt es vor, dass Ärzte selbst Opfer ihrer sexuellen Neugierde werden. So ist in einer Fachpublikation von 1934 folgender Fall beschrieben: »Mir ist von einem Wiener Chirurgen und Universitätsprofessor bekannt, der in seinem Ordinationszimmer in einem kleinen Vorraum erhängt aufgefunden wurde. Über der Öffnung zwischen beiden Räumen hing ein Wandkasten, in dessen Boden zwei Ringe und ein größerer Haken eingeschraubt waren und der Bergsteigergerät enthielt. Der Körper hing gegen den Vorraum hin, bekleidet mit einem Hemd und Hausschuhen. Der Hals war mit einem breiten, leicht zu lösenden Riemen umschnürt, die Schnalle vorn am Kehlkopf. Im Nacken ein Aufhängeband, befestigt an dem Haken am Kasten. Hände am Rücken gefesselt, das Fesselungsband mit dem Aufhängeband verknüpft. An der linken Brustwarze haftete eine Metallklammer, die die Warze abschnürte. Im Zimmer war ein Spiegel angebracht, in dem der Hängende seinen Unterkörper sehen konnte.« Seine rechte Brustwarze fehlte komplett, was darauf hinweist, dass dies nicht sein erster Sexunfall gewesen war.

- In der mittelfränkischen Universitätsstadt Erlangen wurde 2002 eine 28 Jahre alte Frau von ihrem Verlobten tot aufgefunden. Sie trug ein rotes Tuch um den Hals, dazu ein Hundehalsband. Sie lag auf dem Rücken und ihre Beine waren so an das Halsband gebunden, dass sie angewinkelt waren. Um ihre Taille schlang sich ein enger Gürtel und ihre Hände hielt sie auf Höhe ihrer Geschlechtsorgane. Die Ärzte stellten eine Ähnlichkeit der Fesselung zu einer Mordmethode der italienischen Mafia fest, dem sogenannten »incaprettamento«. Da die junge Frau an Vaginismus (Scheidenkrampf) litt, wollte sie keinen normalen Koitus mit ihrem Freund. Gegenüber Bekannten hatte sie gelegentlich geäußert, dass sie zum Zweck der Masturbation sehr gefährliche Fesselungen und Strangulationen ausübte. Aufgrund ihrer sexuellen Probleme hatte sie einen Psychologen aufgesucht. In der Therapie sagte sie, sie sei in ihrem vorigen Leben ein Mann gewesen und fühle noch immer wie ein Mann. Der Psychologe gab später auch Auskunft über Tests, die er mit seiner Patientin gemacht hatte, bei denen sich herausstellte, dass sie Folter- und Gewaltfantasien hatte, die jedoch nicht behandelt worden waren.

- In seiner 1975 an der Universität Düsseldorf vorgelegten Dissertation erläutert der Mediziner Dr. Peter Schwab einen außergewöhnlichen autoerotischen Todesfall. Es ist einer der wenigen bekannten Fälle, bei dem zur Zeit des Todes eine zweite Person anwesend war.

  Tatort: Nachdem ein Notruf einer Frau bei der Polizei eingegangen war, fuhren die diensthabenden Polizisten zu der ihnen beschriebenen Wohnung. [...] In einem sehr großen Wohnraum entdeckten sie einen nur mit einem Suspensorium bekleideten Mann, der aufrecht an einem Stützpfeiler hing. Ungefähr in der Mitte des Raumes war ein Holzunterzug mit zwei langen Holzstützen angebracht worden. Der Unterzug war mit fünf Haken ausgestattet, an dem ein Flaschenzug angebracht war, dieser wiederum war mit einem Hunde-Stachelhalsband verbunden, das der Mann um seinen Hals trug. [...] Ein Knoten am oberen Ende des Seils verhinderte, dass die Leiche zu Boden fiel. Der Körper des Toten hing dementsprechend tief ab und berührte mit den Beinen bereits den Boden. Der Gerichtsmediziner stellte fest, dass die Stacheln des Halsbandes sehr tief in der Haut steckten.

In der einen Ecke des Raumes stand eine Bar, auf dessen Theke sich ein Marienbild mit einer brennenden Altarkerze befand. Daneben stand ein Stativ, auf dem eine Polaroidkamera mit eingelegtem Film befestigt war, die genau auf den Toten gerichtet war.

Bei der weiteren Untersuchung der Wohnung entdeckten die Ermittler viele Anzeichen für sexuelle Aktivitäten. So waren auf der Couch Damenkleider zu sehen, die Kostümen glichen, ebenso viel Reizwäsche. In einem Nebenraum wurden weitere Requisiten gefunden. Darunter viel pornografisches Material, insgesamt 74 Vorhängeschlösser mit den entsprechenden Schlüsseln, zwei ordentlich zusammengelegte Seile, wobei eines davon mit verdächtig viel Blut getränkt war, eine Schachtel voller Stecknadeln, verschiedene Eisenketten, zahlreiche Peitschen und Stöcke. An der Wand waren zusätzlich unterschiedlich große und lange Lederriemen, Eisenketten, eine Hundeleine, Gelenkfesseln und ein großes Andreaskreuz. Die ganze Wohnung war mit schweren Vorhängen verdunkelt und hatte verspiegelte Wände. Außerdem hingen in der Wohnung einige Schaukeln.

Ermittlung: Bei der Frau, die den Notruf getätigt hatte, handelte es sich um die Ehefrau des Verstorbenen. Sie sagte aus, dass eine Frau sie in der Nacht angerufen habe, um ihr zu sagen, dass sich ihr Mann in der besagten Wohnung befände. Sie selbst habe eine sehr glückliche und harmonische Ehe mit ihrem Mann geführt. Nur auf der sexuellen Ebene hätten sie keinerlei Kontakt gehabt, seit ihr Mann aus dem Zweiten Weltkrieg zurückgekehrt sei. Er habe ihr seine masochistischen Neigungen angedeutet und immer von ihr verlangt, dass sie ihn schlagen solle. Sie selbst habe diese Art jedoch nicht verstanden und nicht ausüben wollen.

Wie sich herausstellte, handelte es sich bei der Frau, die die Ehefrau des Opfers benachrichtigt hatte, um die Partnerin des Toten. Sie wurde zur Polizei gebracht, um über den Tathergang auszusagen. Seit mehr als sieben Jahren traf sie sich mit dem Opfer für sadistisch-masochistische Spiele. Dabei sollte sie immer die Kleidung tragen, die ihr Partner für sie gekauft hatte. Mit den verschiedenen Werkzeugen, die sich der Mann angeschafft hatte, sollte sie ihn züchtigen, während er gefesselt war. Da er seit vielen Jahren impotent war, war er des normalen Beischlafes nicht mehr fähig und benötigte diese extreme Art der sexuellen Betätigung, um überhaupt noch Lustgefühle erleben zu können.

Tathergang: Aufgrund der Aussagen der beiden Frauen, der eingehenden Obduktion und der Tatortuntersuchung ließ sich folgender Tathergang rekonstruieren:

[...] Seit einigen Tagen befanden sich das Opfer und seine Partnerin in der Wohnung. Der Mann holte sich das Hundehalsband, band es sich an und hängte es an einen Haken, der mit dem Flaschenzug seines Holzunterbaus verbunden war. Wunschgemäß fesselte ihn seine Partnerin mit den Lederriemen und schlug ihn mit einem Bambusstock. Weil ihm die Fesselung aber nicht stark genug war, legte seine Partnerin diese ihm wieder ab. Nur wenige Minuten später bewegte sich der Mann ruckartig nach vorne und gab ein krächzendes Geräusch von sich. Er konnte keine Auskunft geben, was mit ihm los sei, deswegen versuchte die Partnerin den Mann aus seiner misslichen Lage zu befreien. Da sie jedoch nicht wusste, wie der Flaschenzug funktionierte, und der Mann sehr schwer war, gelang es ihr nicht, ihren Partner zu befreien. Ihr war schnell klar, dass der Mann tot war. Kurzerhand nahm sie alle Fotos, die sie mit dem Verstorbenen zeigten, und verschwand aus der Wohnung. Am gleichen Abend noch benachrichtigte sie die Ehefrau, die dann die Polizei informierte. Da es keinerlei Hinweise auf ein Verschulden der Partnerin des Verstorbenen gefunden werden konnte, wurde die Todesursache als Selbststrangulation infolge eines autoerotischen Unfalls festgelegt.

Morbus Kobold oder Wenn Männer im Haushalt »helfen«

Als Michael Alschibaja Theimuras, geboren am 17. Februar 1943 in Paris, im Jahr 1978 an der Urologischen Klinik und Poliklinik rechts der Isar der Technischen Universität München seine Dissertation einreichte, ahnte er wohl nicht, was folgen würde. Für gewöhnlich verstauben solche Arbeiten ja ungelesen in meterlangen Universitätsregalen. Die Dissertation von Dr. Alschibaja jedoch war Auslöser eines Rechtsstreits, Grundlage vieler eher halb- bis viertelwissenschaftlicher Diskurse und nicht zuletzt, ohne dass daran ein Wort verändert worden wäre, der Text eines Comedyprogramms. Mit dem die Autorin Charlotte Roche und der Schauspieler Christoph Maria Herbst 2004 wochenlang auf Tournee waren und ganze Säle voller Frauen, aber auch Männern, zum Toben brachten.

Die Dissertation von Michael Alschibaja hat den schlichten Titel »Penisverletzungen bei Masturbation mit Staubsaugern«. Spätestens jetzt wird manchem kichernd klar, was der brave Herr Doktor da unwissentlich angerichtet hat.

Alschibaja untersuchte zur Erlangung seines Doktortitels insgesamt 16 Fälle aus den Jahren 1966 bis 1972: acht aus der Urologie des Münchner Klinikums Rechts der Isar, fünf aus dem Städtischen Krankenhaus zu Rosenheim und noch drei weitere aus dem Hamburger Krankenhaus St. Georg (keine Sorge, wir erzählen Sie nachher alle). Allein die räumliche Konzentration der meisten seiner Fälle auf den oberbayerischen Raum lässt vermuten, dass derlei Verletzungen ziemlich häufig in deutschen urologischen Abteilungen anzutreffen waren. Denn auch der Übeltäter war in sehr, sehr vielen Haushalten zu finden: das Modell »Kobold« der Firma Vorwerk. Was ein wenig an Loriot erinnert, war für die Betroffenen eher unlustig. Denn das Besondere am »Kobold« war, dass hier der Motor unmittelbar hinter der Saugdüse angebracht war. Somit sparte man sich den umständlichen Verbindungsschlauch wie bei herkömmlichen Modellen. Nachteil war nur, dass beim Abnehmen des Aufsatzes nur mehr 11 Zentimeter Platz waren, bis man(n) zu einem heftig rotierenden Propeller gelangte. Und 11 Zentimeter – viele

Männer sind ja in der glücklichen Lage –, da bleibt kein Spielraum. Wer sich also durch den Luftstrom eines »Kobold« stimulieren lassen wollte, seinen Penis darob in jenes Ansaugrohr verbrachte und dabei mehr zu bieten hatte als jene 11 Zentimeter – für den wurde es extrem ungemütlich. Und er wurde ein Fall für die Urologie.

In Fachkreisen wurde das Verletzungsmuster schon bald als »Morbus Kobold« bekannt und berühmt. Und die Firma Vorwerk aus Wuppertal kämpfte anfänglich noch beherzt gegen ihr neu gewonnenes Image, musste aber schon bald einsehen, dass sie nur verlieren konnte. Im Jahr 1985 veröffentlichte beispielsweise der Chaos Computer Club (CCC) im »Bildschirmtext« (so etwas wie der Urgroßvater des Internets) einen launigen Artikel mit dem Titel »Onanie macht krank«. Der Autor beschrieb darin, basierend auf Dr. Alschibajas Dissertation, mit stark ironischem Unterton die Gefahren des Haushaltsgeräts, das die Firma aus dem Bergischen Land bis dato als »seit 1930 Weltspitze durch technischen Vorsprung« und dem Motto »Nur Saugen allein genügt nicht« so solide beworben hatte. Die Klage gegen den Club wurde aber schließlich zurückgezogen, nachdem die Arbeit von Dr. Alschibaja zeigte, dass die beschriebenen Fälle tatsächlich echt und wissenschaftlich belegt waren.

In den 1990ern diente die Dissertation für Satiriker und Scherzbolde, aber auch für Journalisten als Beleg für vermeintlich unsinnige oder kuriose Doktorarbeiten an deutschen Universitäten. Wie zum Beispiel im Nachrichtenmagazin *Focus*, das 1995 schrieb: »Welchen Fortschritt für welche Wissenschaft bringt etwa die Beschäftigung mit Penisverletzungen beim Onanieren unter Zuhilfenahme eines Staubsaugers, die mit akademischen Würden bedacht worden ist?« Dass hier freilich schon der Titel der Doktorarbeit völlig falsch zitiert wurde, scherte die Journaille wenig.

Und schließlich diente die Arbeit im Jahr 2004 als veritables Comedyprogramm. Unverändert und nur leicht gekürzt, rezitierte Schauspieler und »Stromberg« Christoph Maria Herbst unter Assistenz von Charlotte Roche und zahlreicher sachdienlicher Dias aus Dr. Alschibajas Doktorarbeit. Dabei zeigte sich die ungewollte humoristische Potenz dieser 68 maschinenbeschriebenen Seiten. Herbst begann ganz akkurat mit der Anatomie (»Der Penis ist ein lang gestreckter, zylindrischer Körper, der im Wesentlichen aus erektilem Gewebe aufgebaut ist.«), ging sodann rasch zu einigen statistischen Feinheiten über, wie etwa der Häufigkeit der Masturbation in Abhängigkeit von Alter und Schulbildung. Bereits bei Seite 5 der Arbeit, unter Kapitel »III. Staubsauger«, wurden die ersten Zuschauer unruhig. Als Herbst nämlich erst die Motorleistung des »Kobold 116« vortrug (17.000 Umdrehungen in der Minute) und das Kapitel schließlich im Satz gipfelte: »Entfernt man nun die Saugdüse, so trennt nur noch ein 11 Zentimeter langer Ansaugstutzen von 3,2 Zentimeter Durchmesser den Propeller von der Staubsaugerspitze.«

Spätestens jetzt litten die Zuhörer immer stärkere virtuelle Schmerzen, konnten aber wie bei jedem guten Unglücksfall auch nicht mehr anders, als genau hinzuhören. Und es folgte der Hauptteil: der Vortrag der 16 Fälle des Dr. Alschibaja. In einem Interview erzählte Christoph Maria Herbst später vom typischen Verlauf einer solchen Lesung: »Wir hatten immer ein bis sechs Männer, die in Ohnmacht gefallen sind. Sie merken, dass es ihnen ein bisschen mulmig wird, stehen auch auf, aber schaffen es nicht mehr. Andere können beobachtet werden, wie sie rausgehen und zitternd an einer Zigarette ziehen. Es ist ein sehr verstörender Abend.«

Die ersten fünf Fälle zitieren wir – wie die Vortragenden – wörtlich mit nur leichten Kürzungen aus Dr. Alschibajas Dissertation aus dem Jahr 1978. Die restlichen Fälle erzählen wir kurz und griffig nach.

Vorweg die Erklärung der lateinischen Begriffe und Fremdwörter:
Präputium: Vorhaut
Frenulum: Vorhautbändchen
Glans penis: Eichel
Zirkumzision: Beschneidung
Sulcus coronarius: Kranzfurche
Cerclage: Verschluss des Gebärmutterhalses
Urethra: männliche Harnröhre
Nekrose: Absterben
Corona glandis: Eichelrand
Orificium externum: Harnröhrenöffnung
Hypospadia penis: Hypospadie; Entwicklungsstörung der Harnröhre

Fall 1:
Kr., 53 Jahre, evangelisch, verheiratet, Beruf: Hausmeister

Unfallhergang: Der angeblich impotente Patient hielt bei einem Masturbationsversuch den nicht erigierten Penis in den Ansaugstutzen eines laufenden Staubsaugers. Der Penis wurde in das Staubsaugergehäuse gezogen und kam mit dem Rotor in Berührung. Es kam zu einer stark blutenden Verletzung am Penis. Der Patient fuhr sofort mit dem Unfallwagen in die Klinik.

Lokalbefund: Präputium zerrissen. Frenulum abgerissen. Multiple Einrisse an der Eichel, besonders links, bis an die Kranzfurche reichend. Erstversorgung Intubationsnarkose. Einführen eines Ballonkatheters unter aseptischen Bedingungen in die Blase. Urin zunächst blutig, später klar. Desinfektion mit Sublimatlösung. Nach dem Abwaschen des Penis zeigte sich, dass die Umgebung der Harnröhrenmündung nahezu schwarz war. Sparsames Abtragen der zerfetzten Hautteile und Naht mit Catgut, wobei jeweils nur so tief gestochen wurde, wie zur Blutstillung erforderlich war. Wegen der zahlreichen teils längs, teils winkelig verlaufenden Verletzungen, die insgesamt um die Zirkumferenz der Glans penis reichten, waren etwa 80 Nähte bei sparsamem Fassen der

Wundränder erforderlich. Darnach Anlegen eines Salbenmullverbandes. Bei Druck auf den Penis entleerte sich wiederholt etwas Blut neben den Katheter, sodass mit einer Harnröhrenverletzung gerechnet werden musste.

Verlauf: Nach operativer Wundversorgung und vorübergehender (7 Tage) Dauerkatheterbehandlung wegen Blutung aus der vorderen Harnröhre trat eine primäre Wundheilung ein. Nach 14 Tagen stationärer Behandlung gebessert in hausärztliche Betreuung entlassen, mit der Empfehlung, die Harnwegsinfektion mit Durenat oder Furadantin weiterzubehandeln.

Fall 2
Rö, 73 Jahre, evangelisch, geschieden, Beruf: Rentner (Tischler)

Unfallhergang: Der Patient befand sich wegen Ischias in orthopädischer Behandlung.

Er wollte sich mit dem Staubsauger massieren. Dabei sei ihm angeblich aus Versehen der Penis in den Staubsauger geraten. Wegen erheblicher Blutungen fuhr er sofort mit einem Taxi in das Krankenhaus.

Lokalbefund: Schwarze Verfärbung der Glans penis sowie der Haut über dem Penis bis Penismitte. In diesem Bereich war die Haut stark geschwollen und ödematös verändert. Tiefe Risswunden an der Glans penis und Zerfetzung der Haut über der gesamten Glans. Am Präputium befanden sich zahlreiche unregelmäßige Risswunden. Das innere Blatt der linken Hälfte fehlte, das Frenulum war weitgehend nach hinten abgerissen und es blutete in diesem Bereich.

Erstversorgung: Etwa 1,5 Zentimeter breite Zirkumzision. Das innere und das äußere Blatt ließen sich an der rechten Hälfte gut adaptieren, während eine Adaptation der linken Hälfte wegen des Fehlens des inneren Blattes nicht möglich war. Daher wurde das äußere Blatt an dem subkutanen Bindegewebe vernäht. Situationsnähte über Glans penis und Abtragen der Nekrosen. Wegen der Zerfetzung des Frenulums war eine Adaptation in diesem Bereich nicht möglich; daher wurde dieses abgetragen und die Blutung mit Catgut-Nähten unterbunden.

Sorgfältige Blutstillung. Einlegen eines 18er-Ballonkatheters; Urin war klar. Hochlagerung des Penis. Salbenverband, Rivanolumschläge.

Verlauf: Nach Zirkumzision und Wundversorgung heilten die Verletzungen störungsfrei ab. Der Katheter wurde am vierten Tag entfernt. Es wurden täglich Penisbäder mit Kaliumpermanganat durchgeführt und Durenat und Complamin bis zur Entlassung nach 34 Tagen stationärer Behandlung gegeben.

Fall 3
Re, 65 Jahre, röm.-kath., verheiratet, Beruf: Rentner (Arbeiter)

Unfallhergang: Angeblich beim Massieren mit dem Staubsauger wegen Kreuzschmerzen sei der Penis in den Staubsauger geraten.

Lokalbefund: Die Glans penis war schwarz verfärbt, auf der linken Seite zeigte sie eine tief in den Schwellkörper reichende Risswunde. Ventral war die Harnröhre circa 1 Zentimeter proximal des Sulcus coronarius bis auf eine etwa 2 Zentimeter breite Brücke auf der Dorsalseite durchtrennt. Zahlreiche cerclageartige Präputiumsverletzungen. Erstversorgung Adaptationsnähte an der Glans penis und am Präputium. Einlegen eines Tiemann-Ballon-Kath Char 20 zur Harnröhrenschienung und End-zu-End-Vereinigung der Urethra mit 2 x 0 atraumatischen Cat. Fettgaze, Druckverband.

Verlauf: Nach operativer Wundversorgung wurde ein Dauerkatheter zur Schienung der Urethra eingelegt. Bei täglichem Verbandswechsel und Blasenpflege heilte die Harnröhrenverletzung primär ab. Eine Harnwegsinfektion mit Bacterium proteus und coli wurde mit Refobacin beherrscht. Infolge der Quetschungen und Durchblutungsstörungen im Bereich der Glans penis kam es jedoch zu einer teilweisen Nekrose der Glans. Die große Wunde an der Glans heilte dann per Granulationem. Bei der Entlassung nach 47 Tagen war die Miktion unbehindert, der Harn steril.

Fall 4

Schu., 66 Jahre, röm.-kath., verheiratet, Beruf: Rentner (Grafiker)

Vorgeschichte: Der 66-jährige Patient hatte mit 30 Jahren geheiratet. Nach 26 Jahren wurde er wieder geschieden und lebte, nachdem er sieben Jahre allein war, mit einer 54-jährigen Witwe zusammen. Er war mit starken sexuellen Tabus behaftet, sodass er nur zögernd Auskunft über sein Sexualleben gab. Dennoch ließ sich Folgendes explorieren: Den ersten Geschlechtsverkehr hatte er mit 23 Jahren. Auf Fragen nach Masturbationsgewohnheiten und Häufigkeit gab er nur ausweichend Antwort. Selten sei er mit Prostituierten verkehrt. Während seiner Ehe habe er bis auf den Anfang nur ein Mal pro Woche Geschlechtsverkehr mit seiner Frau gehabt. Die Abstände seien mit wachsendem Alter größer geworden. Mit seiner jetzigen Lebensgefährtin sei er seit 1,5 Jahren nur noch alle ein bis drei Monate sexuell verkehrt. Er bestritt sehr heftig, jemals pornografische Literatur gelesen zu haben. Onanie hielt er für ungesund, konnte aber nicht angeben, warum.

Unfallhergang: Dazu gab der Patient zuerst folgende Darstellung: Er sei gestolpert und mit dem Penis auf ein Glas gefallen. Als ihm aber gesagt wurde, dass die Art der Verletzungen unmöglich durch ein Glas verursacht werden konnte, sondern vielmehr alles auf einen Masturbationsversuch mit einem Staubsauger hindeute, widersprach er nicht und bestätigte sogar, dass er einen Staubsauger »Kobold« der Marke Vorwerk benutzt hätte. Zu dem Patienten war kein richtiges Vertrauensverhältnis herzustellen, sodass nicht weiter in ihn eingedrungen wurde.

Lokalbefund: Die Glans penis zeigte multiple tiefe Schnittverletzungen, teils mit erheblichen Gewebsdefekten auf. Die Haut war an der Corona glandis vollkommen abgerissen, die Glans mit dem Schaft nur mehr auf einer Breite von einem Zentimeter verbunden. Die Harnröhre fehlte bis 1 Zentimeter proximal vom Frenulumansatz-Bereich.

Erstversorgung: Zunächst sparsamste Wundexzision. Dann Versorgung der Harnröhre, wobei die Schleimhaut mit der äußeren Haut im Sinne einer vorderen Hypospadie vernäht wurde. Ein Ballonkatheter wurde in die Blase eingeführt. Dann Versorgung der Glans, wobei eine gute Wiederherstellung gelang. Druckverband mit Fettgaze.

Verlauf: Unter antibiotischem Schutz kam es zu einer komplikationslosen Abheilung, wobei sich allerdings eine etwa fingerkuppengroße Nekrose an der Ventralseite der Glans penis ausbildete. Am 36. Tag wurde der Patient aus der stationären Behandlung entlassen.

Nachuntersuchung: Nach vier Jahren wurde der Patient zur Nachuntersuchung bestellt. Der Penisbefund zeigte den Zustand nach Zirkumzision; es bestand eine Hypospadia penis mit einer frei durchgängigen Öffnung an der Ventralseite des Penis unmittelbar proximal des Sulcus coronarius. Das ursprüngliche Orificium externum war narbig verzogen, verwachsen und nur 4 Millimeter sondierbar. Narbige Einziehung im Sulcus coronarius, die auf die Glans übergeht. Varizenartige Erweiterung der Venen im Bereich der Glans penis. Es zeigte sich ferner eine Deviation des Penis nach ventral und dextral. Sensibilitätsverlust im gesamten Narbenbereich. Miktion mehrstrahlig, ansonsten unauffällig. Beschwerden beim Geschlechtsverkehr bestanden noch im Sinne einer verminderten Erektion und einer Deviation des Penis. Bei der Ejakulation würde das Sperma nur heraustropfen.

Fall 5

Be., 48 Jahre, röm.-kath., ledig, Beruf: Lagerarbeiter

Vorgeschichte: Der debile 48-jährige Patient war ledig. Seinen ersten Geschlechtsverkehr hatte er mit 36 Jahren. Seitdem verkehrte er nur dreimal mit einer Partnerin. Nach eigenen Angaben onanierte er regelmäßig während seiner Jugend sechs- bis achtmal die Woche, jetzt zwei- bis dreimal die Woche. Der Patient war völlig ungehemmt und gab bereitwillig und offen Antwort über sein Sexualleben.

Unfallhergang: Der Patient habe sich schon den ganzen Abend mit erotischen Gedanken beschäftigt, er sei sexuell sehr stimuliert gewesen. Da sei ihm die Idee gekommen, den Staubsauger als eine Art Vagina-Ersatz zu benutzen. Der Effekt sei enttäuschend gewesen und so habe er den Apparat angestellt. Im selben Augenblick sei der Staubsauger an seinen Körper herangezogen worden und sein Penis sei im Ansaugstutzen verschwunden. Es habe einen fürchterlichen Lärm gegeben, er habe einen stechenden Schmerz im Glied empfunden und es habe Blut gespritzt. Sein Penis sei dann so klein gewesen, dass er zuerst befürchtete, er sei amputiert worden. Nach dem ersten Schreck sei er dann in das Krankenhaus gefahren.

Lokalbefund: Erhebliche Penisverletzung mit multiplen quer und winkelig verlaufenden Riss- und Schnittwunden. Die Glans war teilweise zerfetzt. Tiefe quer verlaufende Wunde im Frenulumansatz-Bereich, auf die rechte Seite der Glans penis übergreifend, mit Durchtrennung der Harnröhre. Teilabriss des inneren Präputialblattes.

Erstversorgung: Abtragen der zerfetzten Haut, sparsamste Wundrevision und Vernähen mit Catgut. Versorgen des Präputiums im Sinne einer Zirkumzision. Einführen eines Ballonkatheters zur Harnröhrenschienung und End-zu-End-Vereinigung der Urethra. Druckverband mit Fettgaze.

Verlauf: Unter antibiotischem Schutz heilten die Wunden gut ab. Im Verlauf der stationären Behandlung stießen sich jedoch Nekrosen ab und es bildete sich eine Fistel im Frenulumbereich aus. Ein Harnwegsinfekt wurde von zwei Stämmen des Bacterium proteus verursacht, die eine gemeinsame Empfindlichkeit gegen Nitrofurantoin, Gentamycin und Nalidixinsäure besaßen. Der Patient zeigte sich bei der Behandlung unkooperativ. Nachdem er einmal entlaufen war, verließ er die Klinik nach 13 Tagen stationärer Behandlung auf eigenen Wunsch und gegen ärztlichen Rat. Allerdings kam er einen Monat später mit Miktionsbeschwerden wieder zur stationären Aufnahme, da sich durch Vernarbung eine vordere Harnröhrenstruktur gebildet hatte.

Und nun, zur Vervollständigung, Herrn Dr. Alschibajas weitere Fälle kurz und knapp in eigene, wenn auch sachlich-fachliche Worte gefasst:

6. Fall:
Im angetrunkenen Zustand hielt ein Rentner seinen nicht erigierten Penis in den Aufsatzstutzen seines »Kobold«-Staubsaugers. Die entstandenen Verletzungen waren sehr schmerzhaft und bluteten anfangs sehr stark. Trotzdem war ihm die Sache so peinlich, dass er erst nach zehn Stunden in ein Krankenhaus fuhr. Er hatte eine 3 Zentimeter lange, ringförmige Verletzung an seinem Glied sowie kleine Ödeme, also Flüssigkeitsansammlungen an seinem Penis. Die Ärzte verordneten ihm tägliche Sitzbäder, nach zehn Tagen konnte der 60-Jährige entlassen werden.

7. Fall:
Seit 13 Jahren litt ein 50 Jahre alter Schlosser an Durchblutungsstörungen im Gehirn und wurde deshalb immer wieder bewusstlos. Er sagte später aus, die Verletzung habe er sich während eines Anfalls zugezogen. Da der Mann aber depressiv und nervös wirkte, gaben sich die Ärzte mit seiner Aussage zufrieden. Geschockt durch sein Trauma begab er sich jedoch erst zwölf Stunden nach der Verletzung in ärztliche Behandlung. Der Penis war durch Quetschungen blau verfärbt und hatte ein großes Hämatom. Durch einen Schnitt war seine Harnröhre komplett durchtrennt. Als die Ärzte einen Blasenkatheter legten, floss viel Blut heraus.

8. Fall:

Der 60 Jahre alte Arbeiter konnte sich nicht zu seinem Unfall äußern, da er taubstumm war. Der »schwärzlich verfärbte« Penis und die vielen Schnittwunden ließen die Behandelnden jedoch gleich erkennen, dass die Verletzungen nur durch das Masturbieren mit einem Staubsauger passiert sein konnten. Druckverbände, Antibiotika sowie tägliche Penisbäder ließen den Mann bald wieder urinieren. Allerdings mehrstrahlig.

9. Fall:

Ein Fuhrunternehmer, ebenfalls 60 Jahre alt, war bei seiner Ausrede etwas einfallsreicher als andere. Seine Verletzungen führte er auf einen Unfall beim Reparieren einer Kaffeemühle zurück. Die Ärzte aber schlossen »eindeutig auf eine Staubsaugerverletzung«. Neben einem Riss in der Vorhaut war außerdem die Harnröhre an einer Stelle verletzt, an einer anderen sogar vollständig durchtrennt. Da nach dem Unfall nicht mehr genügend Gewebematerial vorhanden war, um die Harnröhre wieder anzunähen, musste ein neues künstliches Verbindungsstück gebildet werden.

10. Fall:

Während des Wohnungsputzes wollte eine 51 Jahre alte Frau ihren nackt auf dem Bett liegenden Freund »necken« und fuhr mit dem Staubsauger, Modell »Kobold«, über den Unterleib des 59-Jährigen. Als dieser dabei ein erregendes Kitzeln bei der Berührung durch den Staubsauger spürte, nahm seine Freundin den Bürstenaufsatz ab, der Penis wurde eingesaugt. Was folgte, war ein »schrecklicher Schmerz« und viel Blut. Ganze zehn Stunden zögerte der Mann, bevor er zum Arzt fuhr. Im Krankenhaus stellte sich heraus, dass der Penis nicht allzu stark in Mitleidenschaft gezogen worden war. Eine Entfernung der Vorhaut und eine ambulante Behandlung genügten, um die Verletzung zu behandeln. Bei der Nachuntersuchung ein Jahr später beschwerte sich der Mann jedoch, dass der Sex mit seiner Partnerin nur noch halb so lange andauere, obwohl seine Eichel doch viel unempfindlicher sei.

11. Fall:

Ein geschiedener Rentner berichtete, er sei von einem Tisch auf einen Gartenstuhl gefallen und habe sich dabei eine Penisverletzung zugezogen. Das hielten die Ärzte für unglaubwürdig, vielmehr war die Art der Verletzung typisch für eine Staubsaugerverletzung. Er hatte einen großen Bluterguss an der Peniswurzel, dazu mehrere tiefe Schnittverletzungen an der Eichel. Die Vorhaut war nahezu abgeschnitten, die Harnröhre quer durchtrennt. Die Heilung verlief jedoch gut.

12. Fall:

Wie viele Männer nutzte auch ein 70-jähriger Rentner die Abwesenheit seiner Frau, um die Wohnung aufzuräumen und staubzusaugen. Er trug dabei keine Hose und als er die Düse des Staubsaugers wechseln wollte, geriet sein Penis in den Staubsaugerpropeller. Er blutete an Eichel, Schaft und Vorhaut, verheimlichte die Verletzung jedoch seiner Frau. Erst als der Schmerz nach zwölf Stunden nicht nachlassen wollte, beichtete er und ließ sich zum Arzt bringen. Seine Verletzungen stellten sich dann als sehr schwerwiegend heraus. Bei einer Operation musste die gesamte Oberfläche seiner Eichel abgetrennt werden. Auch seine Harnröhre war durchtrennt worden und musste mit einem Verweilkatheter behandelt werden. Trotz einer antibiotischen Behandlung heilte der Penis nur sehr langsam.

13. Fall:

Ein 46-jähriger Versicherungsvertreter wollte sein Auto reinigen und lieh sich deshalb einen Staubsauger in der Nachbarschaft. Da er nach der Reinigungsaktion in seinem Pool schwimmen wollte, trug er keine Hose. Da er sich mit dem geliehenen Staubsauger nicht so gut ausgekannt habe, habe er aus Versehen den Staubsauger angeschaltet, dessen Saugstutzen sich unmittelbar vor seinem Penis befunden habe. Einen Moment später habe er einen starken Sog verspürt und sein Penis sei in Blut geschwommen. Der Penisschaft hatte ein »überdimensionales« Hämatom, in das noch Stunden später frisches Blut sickerte. An der Unterseite seines Penis klaffte eine riesige Fleischwunde, aus der Teile seiner Harnröhre herausschauten. Auch Teile seiner Schwellkörper waren lädiert. Am schlimmsten jedoch hatte es seine Eichel getroffen, sie musste an verschiedenen Stellen genäht werden. Die Wundversorgung musste unter Vollnarkose durchgeführt werden. Eine kosmetische Behandlung war anschließend ebenfalls nötig.

14. Fall:

Obwohl der 31-jährige Schweißer seit zwei Jahren glücklich verheiratet war, lief es sexuell in seiner Ehe eher bescheiden. Der Mann war von seinen Eltern sehr streng erzogen und nie aufgeklärt worden. Seine Frau, die katholisch erzogen worden war, war in Sachen Sexualität ebenfalls sehr zurückhaltend. Einen Tag bevor seine Frau von einer zweiwöchigen Reise zurückkehrte, wollte der Mann noch staubsaugen. Dabei habe er zwischendurch in Illustrierten gelesen und sei dadurch stimuliert worden. In seiner Fantasie verband er dann »saugen« mit »Staubsauger« und hielt seinen halb erigierten Penis in das Gerät. Dann habe er nur einen fürchterlich lauten Knall gehört und viel Blut gesehen. Anfangs merkte er gar nicht, was er seinem Penis da angetan hatte, denn die Schmerzen traten erst später ein. Erst als er beim Wasserlassen ein Brennen bemerkte, das sich bis ins Mark zog, ging der junge Mann zum Arzt. Sehr starke Verletzungen hatte er nicht, doch zwei Wochen im Krankenhaus blieben ihm trotzdem nicht erspart. Die Folgen waren eine traumatisierte Eichel und auf die doppelte Länge ausgedehnter Geschlechtsverkehr, bei dem das Sperma nur tropfenweise austrat.
Damit aber nicht genug ...

15. Fall:

... denn der Vater des Mannes aus dem vorigen Fall stellte seinen Sohn am Tag seiner Entlassung zur Rede. Er beschuldigte ihn, seine Ehefrau während ihrer Reise mit einer anderen betrogen zu haben, und behauptete, dass die Verletzungen in Wirklichkeit auf einen Biss zurückzuführen sei, den ihm die fremde Frau zugefügt habe. Als Mann der Tat beschloss der Vater selbst zu überprüfen, was es mit diesem ominösen Staubsauger auf sich hatte. Er lieh sich den Staubsauger seines Sohnes, steckte seinen Penis in den Saugstutzen und der wurde auch sofort hineingesogen. Ein stechender Schmerz war die Folge. Der Vater stieß das Elektrogerät zwar sofort weg, sein Penis jedoch sei ganz klein geworden und habe sich regelrecht in den Bauch zurückgezogen. Um diese Verletzung zu versorgen, bedurfte es einer Vollnarkose. Mit mehreren Einzelknopfnähten wurden die Hautlappen wieder zusammengeführt.

16. Fall:
Ein Stapelfahrer litt an einem hyperkinetisch-dystonischen Krankheitsbild. Aber das sei nur nebenbei erwähnt, denn ein Grund, seinen Penis in einen Staubsauger zu stecken, ist das noch nicht. Hyperkinetisch kann man mit hyperaktiv vergleichen und Dystonie ist eine neuronale Krankheit, bei der die Betroffenen unter schweren Krämpfen zu leiden haben. Nein, dieser Patient hat seinen Penis in den Saugstutzen gesteckt, weil er sehr betrunken war. Da die Gefühle nach Alkoholgenuss oftmals verstärkt sind, empfindet man auch stärkere Schmerzen. Unter anderem deshalb erlitt der 34-jährige Mann einen Schock und ihm musste eine Infusion verabreicht werden. Dazu haben ihn wohl auch der Anblick eines riesigen Hämatoms an seinem Penis sowie mehrere Risse und Quetschungen sehr mitgenommen.

EPILOG:

Der »Kobold« ist in dieser Form heute längst nicht mehr erhältlich. Mittlerweile trennt auch bei ihm ein etwa ein Meter langer Schlauch Düse und Motor, sodass zwar der Saugeffekt stattfindet, aber ohne jede negative Nebenwirkung bei Zweckentfremdung. Allerdings blüht ein regelrechter Schwarzmarkt, und im Internet sind immer noch einzelne Modelle zu bekommen. Dr. Michael Alschibaja betreibt mit seinem Sohn eine urologische Praxis im Stadtzentrum von München.

Ein schöner Tod?

Viele Menschen wünschen sich ja angeblich, beim Sex zu sterben. Aber so hatten sie sich das wahrscheinlich dann doch nicht vorgestellt …

Eiskalter Tod

Im Dezember 2009 wurde in Hamburg ein Fall von Eisspraymissbrauch bekannt. Ein 26-Jähriger hatte sich gerade einige Pornos angesehen, dabei Eisspray, wie man es zur Behandlung von Prellungen beim Sport benutzt, in ein Handtuch gesprüht und sich dieses ins Gesicht gedrückt. Der Flüssigstickstoff im Eisspray, auch »Viagra für Arme« genannt, wirkt offenbar sexuell stimulierend, ist aber lebensgefährlich. Im besten Fall führt so ein Rausch zum Einnässen, einem Blackout oder zu starker Übelkeit. Aber auch Verätzungen der Lunge und Hirnschäden sind möglich. Und wie im Fall unseres Hamburgers kann Missbrauch zum Tod führen. Er wurde bewusstlos und erstickte. Ein Freund fand ihn Stunden später, die Spraydose hatte er noch in der Hand.

Messerscharf

Ein 23 Jahre alter Mann wurde tot in seinem von innen verschlossenen Zimmer neben dem Bett gefunden. Der Leichnam war stark geschminkt und lediglich mit Damenunterwäsche bekleidet. Auf dem Bett befanden sich ein Bild einer Frau in Unterwäsche und ein aufgestellter Spiegel. Der junge Mann muss zuvor sehr viel Arbeit in eine selbst konstruierte Stichvorrichtung gesteckt haben, die er am Fußende seines Bettes gebaut hatte. Mehrere Messer konnten über einen Seilzug gehoben und wieder gesenkt werden. Dazu hatte der Verstorbene eine Fernbedienung konstruiert, mit der er einen elektrischen Motor steuern konnte. Die leichte Berührung der Messer schien den jungen Mann sexuell stimuliert zu haben. An diesem Abend war offensichtlich während der Masturbation das Seil gerissen, sodass die Messer auf ihn heruntersausten, er durch mehrere Messerstiche verletzt wurde und verblutete. Es fanden sich jedoch viele Narben an der Bauchwand der Leiche, die bewiesen, dass diese Vorrichtung auch einige Male funktioniert haben muss, bevor es zu dem Unfall kam.

Eine starke Truppe!

Beim Pilzesuchen im Wald fanden Spaziergänger eine Leiche. Der Tote saß in einem Baum und trug Damenkleidung inklusive einer Perücke und einem ausgestopften Büstenhalter. Der junge Mann trug mehrere Damenslips, darunter auch Menstruationshöschen und eine dicke Menstruationsbinde. Neben dem Baum fand man die sauber zusammengelegten Kleider des Mannes, einige Aktbilder sowie die leere Verpackung eines Aphrodisiakums. Bereits fünf Wochen zuvor war der Student von seinen Eltern als vermisst gemeldet worden, entsprechend verwest war der Körper bereits. Er hatte geplant, sich einige Wochen später bei der Bundeswehr zu bewerben.

Zu kalt, zu warm

Vor einigen Jahren ereignete sich in Mexiko ein tragischer Unfall. Ein junges Liebespaar hatte es sich in der Garage in ihrem Auto gemütlich gemacht. Da es sehr heiß war, schalteten sie die Klimaanlage ein und ließen aus diesem Grund den Motor laufen. Während die beiden sich nun beim Sex auspowerten, füllte sich die geschlossene Garage mit Kohlenstoffmonoxid. Beide müssen etwa gleichzeitig ohnmächtig geworden sein, denn sie waren nicht mehr in der Lage, die Garage zu öffnen. Das junge Paar starb an einer Kohlenmonoxidvergiftung. Im März 2010 wiederholte sich der Fall in Moskau. Wie die russische Nachrichtenagentur Interfax meldete, starb ein Pärchen beim Sex in der Garage durch Kohlenmonoxidvergiftung. Einziger Unterschied: Die russischen Liebenden hatten die Heizung angestellt, um sich zu wärmen.

Vorsicht bei der Körperhygiene

1978, also lange bevor ein überdimensionaler TV-Kommissar dort ermittelte, versetzte der »Tampon-Mord« das oberbayerische Städtchen Bad Tölz in Aufregung. 1979 wurde ein 54 Jahre alter Chemie-Hilfsarbeiter aus Dachau verhaftet, weil er verdächtigt wurde, seine 34 Jahre alte Freundin ermordet zu haben. Und zwar mit einem Tampon, den er in Zyankali tränkte und den die Dame zum vorgesehenen Zweck benutzte. Da aber sowohl am Motiv wie auch an der Intelligenz des Mannes Zweifel bestanden und er überdies einen guten Anwalt hatte, wurde er nur wegen fahrlässiger Tötung zu zweieinhalb Jahren Haft verurteilt. 2007 berichtete der »Münchner Merkur« dennoch von einem Justizirrtum. Tatsächlich war es wohl ein lupenreiner Sexunfall. Ein Münchner Toxikologe, der den Angeklagten seinerzeit betreut hatte, weil er sich noch vor dem ersten Prozesstag umbringen wollte, klärte den Fall auf. Als der Mann nach seinem Suizidversuch – er hatte eine Überdosis Schlafmittel eingenommen –, langsam wieder erwachte, erzählte er dem Toxikologen die Wahrheit, die er später vermutlich aus Scham nicht mehr zugeben wollte. Es handelte sich um einen Sexunfall, denn das Paar hatte die giftgetränkten Tampons zur Luststeigerung benutzt. Dabei hatte sich der Mann in der Dosierung vertan und seiner Geliebten die tödliche Dosis verabreicht.

Tea-Time

In einem kriminologischen Werk aus dem Jahr 1961 wird der ungewöhnliche Tod einer Frau geschildert: »Ein gereiftes Mädchen hatte sich des Stiels eines Teekochers bedient, der schadhaft war und Strom übertreten ließ. Man fand das Mädchen tot, den Stiel des Teekochers in der verbrannten Scheide.«

Ins Wanken geraten

Ziemlich selten passiert es, dass beide Partner während des Sex durch äußere Umstände umkommen. 1995 jedoch ereignete sich ein tragischer Unfall in der Nähe von Bremen. Ein junges Paar war nach einem Discobesuch zu einer abgelegenen Uferstelle an der Weser gefahren, einem beliebten Anlaufpunkt für Liebespaare. Da draußen Minusgrade herrschten, ließen die beiden die Zündung eingeschaltet, damit die Heizung funktionierte. Dann verloren sie sich in ihrem Liebesspiel. Fünf Tage später wurden ihre Leichen gefunden. Das Fahrzeug war offenbar durch stoßartige Bewegungen und mehrfache Gewichtsverlagerungen im Inneren ins Wanken geraten und in den Fluss hineingerollt. Zu sehr mit sich selbst beschäftigt, zogen die beiden zu spät die Handbremse und versuchten sich über das Heck zu befreien. Die hintere Scheibe war zwar eingeschlagen, doch wahrscheinlich verhinderten die ansteigende Panik und das kalte Wasser, dass sich das junge Paar retten konnte. Obwohl dieser Fall nie vollständig aufgeklärt werden konnte, ging die Polizei nicht von Selbstmord aus, sondern wertete das Geschehen als tragischen Sexunfall.

Rechts vor links

Auf einer Münchner Landstraße ereignete sich vor einigen Jahren ein tödlicher Verkehrsunfall der besonderen Art. Der Fahrer eines Wohnmobils fuhr auf eine Kreuzung ein, wo er unvermittelt und ruckartig stehen blieb. In diesem Augenblick schoss aus der Querstraße ein zweiter Kraftwagen heran, der das Wohnmobil trotz einer sofortigen Vollbremsung mit voller Wucht erwischte. Der Fahrer des Caravans verstarb noch an der Unfallstelle. Schon bei der Bergung der Leiche fiel den Rettungskräften ein blauer Riemen auf, den sich der Mann um den Bauch gebunden hatte. Während der späteren Obduktion entdeckte der Pathologe weitere pikante Details. Zum Beispiel einen Stoffstreifen, der um die Hüfte gebunden war. Der Streifen reichte am Anus entlang zwischen den Beinen hindurch zum Penis des Mannes und war mehrfach um die Peniswurzel gewickelt. Außerdem trug der Mann ein Kondom, das ebenfalls mit einem Gummi befestigt war. Die Polizei ging schließlich davon aus, dass der Fahrer die Strangulation seines Penis und die während einer Autofahrt entstehenden Vibrationen dazu genutzt hatte, sich sexuell zu erregen und zu befriedigen. Mitten auf der Kreuzung kam es scheinbar zum Orgasmus, sodass der Mann abrupt stehen blieb. Offenbar war er durch seine Erregung so sehr abgelenkt, dass er den herannahenden Wagen nicht bemerkte. Der Fahrer des anderen Fahrzeugs kam nicht zu Schaden.

Unter Strom

In der Zeitschrift *Archiv für Kriminologie* findet sich der 1958 von den Gerichtsmedizinern Dr. Holzhausen und Dr. Hunger veröffentlichte Aufsatz »Stromtod eines Kleiderfetischisten bei autoerotischer Betätigung«. Behandelt wird darin der Fall eines 28-jährigen Arbeiters, der in seinem Bett in den Kleidern seiner Großmutter tot aufgefunden wurde, umgekommen durch einen selbst verursachten Stromschlag. Die Rekonstruktion wird von den Autoren wie folgt beschrieben: »Das Opfer hatte zur Erhöhung seines Lustgefühls Damenkleidung angelegt und über der Kleidung zwei Drahtschlingen befestigt, die er mit den beiden Polen einer elektrischen Steckdose verband. Anregend für seine Handlungsweise dürfte die Schilderung der Folterszene in einem der Abenteuerromane gewesen sein.« Man hatte ein Buch direkt neben seinem Bett gefunden, in dem eine Stelle markiert war: Es wurde beschrieben, wie ein Mädchen durch Stromschläge gefoltert wurde und sich dabei aufbäumte. Weiterhin heißt es: »Inwieweit er mit den unter Strom stehenden Drähten eine direkte Reizung der erogenen Zonen (äußere Geschlechtsorgane) bezweckte oder ob seinen Handlungen eine mehr masochistische Perversion zugrunde lag, ließ sich nicht eindeutig klären. Es ist jedoch anzunehmen, dass das Opfer bereits vorher versucht hat, den elektrischen Strom zur Steigerung seines sexuellen Triebes zu benutzen, da an einigen der metallischen Korsettstäbe unisolierte und teilweise leicht verrostete Drähte angebracht waren, die allerdings bei seinem letzten, tödlich endenden Versuch nicht an den Stromkreis angeschlossen waren.« Die Stromübertragung sei einerseits durch die direkte Berührung des Kupferdrahts mit dem Metallreißverschluss des Korsetts begünstigt worden und andererseits durch die urin- und schweißgetränkte Kleidung. Das Opfer war Bettnässer.

Schlagartig

Ein junger Mann masturbierte in der Badewanne und hatte sich Hilfsmaterialien in Form von pornografischem Material sowie eine Lampe an den Rand gestellt. Dabei drehte er sich zum Heft und hielt die Lampe in der Hand. Die defekte Lampe verpasste dem Mann einen Schlag, der durch das Wasser verstärkt wurde. Der Tod trat sehr schnell ein.

Schlechtes Bauchgefühl

Mit einem besonderen autoerotischen Unfall bekamen es Kriminologen in den 1960er-Jahren zu tun. Das Opfer war ein 75 Jahre alter Kunstmaler, der seit etwa 15 Jahren zurückgezogen in seinem verwahrlosten Haushalt lebte. Ein paar Nachbarn war aufgefallen, dass er seit Tagen nur in gebückter Haltung und mit schmerzverzerrtem Gesicht herumlief. Drei Tage später wurde er tot in seinem Bett aufgefunden. Bei der Obduktion zeigte sich, dass der Schließmuskel des Mannes ungewöhnlich schlaff und enorm geweitet war. Der Darm hatte viele Wunden und sogar Durchbrüche. In der Bauchhöhle des Toten fanden die Ärzte schließlich eine 17 Zentimeter hohe Speiseölflasche mit einem Durchmesser von 5 Zentimetern. Um den oberen Teil der Flasche war eine Hanfschnur gebunden, die wohl angebracht worden war, damit die Flasche wieder herausgezogen werden konnte. Doch die Flasche war so tief in den Darm geschoben worden, dass sie sich nicht mehr entfernen ließ. Da der Tote eine Entzündung am After hatte, schlossen die Ärzte, dass er immer wieder versucht haben musste, die Flasche herauszubekommen. Da diese aber mehr als drei Tage in ihm war und den Darm sehr stark verletzte, kam es zu einer Entzündung des Bauchfells und zu einer Verunreinigung durch Kot, an der der Künstler schließlich starb. Besonders tragisch ist hierbei, dass sein Tod hätte verhindert werden können, wäre er nur rechtzeitig zum Arzt gegangen.

An der Nadel

Ein 17 Jahre alter Schüler wurde tot auf dem Speicher seines Elternhauses aufgefunden. Er hatte mit Atemreduktion gespielt, dies war jedoch nicht die Todesursache. Denn zur zusätzlichen Stimulation hatte er sich mit Nadeln in den Anus und den Penis gestochen. So kam es zu erheblichem Blutverlust, den der Schüler in seinem Erregungszustand offensichtlich nicht bemerkte. Durch die Strangulation verlor er das Bewusstsein. Die Ärzte fanden später weitere vernarbte und eiternde Einstichwunden an seinem Körper.

Marie

1955 wurde der Fall eines verstorbenen Mannes veröffentlicht, bei dem die Polizei einen Zettel gefunden hatte, auf dem er das geplante Programm seiner Masturbation ganz genau beschrieben hatte:

Ein Betäubungsakt mit Marie ganz nackt!

Programm!

1. Vor dem Bad alles vorbereiten (Bilder, Büstenhalter, Puder, Parfum, Lippenstift, Creme, Schmuck, Chloroform, Nadeln, Gummiriemen).

2. Ordentliches Bad nehmen.
3. Abtrocknen und Strandanzug mit Büstenhalter sowie Schmuck anlegen. Schminken und Pudern der nackten Teile sowie Eincremen.
4. Bilder von Marie betrachten und durch Essen von Schokolade sich scharf machen, ohne das Geschlechtsteil zu berühren.
5. Wenn scharf genug, nackt entkleiden bis auf den Büstenhalter und die anderen nackten Teile ordentlich eincremen und pudern. Schminken der Brille (Geschlechtsteil) sowie Haut straff machen, anfangen mit Fesseln.
6. Wenn Höhepunkt erreicht, Fesseln lösen und nackt niederknien zum Betäuben.
7. Die Nadelarbeiten beginnen mit dem Betäuben und werden, wenn auch noch spürbar, bis ins Endliche in die Arschbacken geschoben.
8. Bei Wiedererwecken Fortsetzung und Wiederholung.

Zu Punkt 8 kam es jedoch nicht mehr, da das Chloroform zu stark dosiert war und der Mann nicht wieder aufwachte.

Schwaches Herz

In einer sehr skurrilen Position fand eine Ehefrau ihren Gatten vor. Kniend hockte er vor einem Stuhl, sein Oberkörper lag auf der Sitzfläche, sein Gesicht war gegen die Rückenlehne gepresst. Aus seinem Rektum ragte ein Besen, dessen unteres Ende mit einem Tuch bedeckt war. Der Mann hatte seinen Penis und seinen Hodensack stark abgebunden, wodurch seine Genitalien angeschwollen waren. Als die Ehefrau ihren Mann antippte, fiel er auf die Seite, wodurch Sperma aus seinem Glied herausfloss. Zunächst konnte die Todesursache nicht festgestellt werden. Erst durch die Obduktion fanden die Ärzte heraus, dass der herzschwache Mann bei der erotischen Manipulation einen Infarkt erlitten hatte.

Ein Versehen

Ein stark alkoholisierter und durch Syphilis bereits debil gewordener Mann zog sich mehrere Nylonstrumpfhosen über den Kopf und wickelte sich die Enden um den Hals, wobei er sich versehentlich erdrosselte. An seinem Penis wurden Spermaspuren festgestellt.

Don't drink and ...!

Ein 58-jähriger Stadtstreicher wurde in einem Treppenhaus tot aufgefunden. Bei einem Blutalkoholwert von 2,9 Promille masturbierte er, wobei er sich zusätzlich einen Penisring aus Gummi angelegt hatte. Dabei stürzte er von der Treppe und erlitt einen Schädelbasisbruch.

In der Garage

Ein 47 Jahre alter Heizungsbauer wurde von seinem Nachbarn in seiner Garage tot aufgefunden. Der Tote lag hinter einem Lkw, dessen Motor lief, seitlich auf dem Boden, den Kopf auf ein Kissen gebettet. Eine leere Schnapsflasche stand neben dem Toten. Alles deutete zunächst auf Suizid hin. Bei einer näheren Untersuchung fanden die Gerichtsmediziner an seinem Penis ein Präservativ, das mit Sperma gefüllt war. Der Verstorbene hatte sich offenbar sexuell betätigt und war dabei zu Tode gekommen.

Was lange währt ...

Nicht immer stirbt man umgehend an einer abseitigen Sexpraktik. Manchmal dauert es sogar ziemlich lange. Ein Mann hatte sich den Stab eines Regenschirmes in seine Harnröhre eingeführt und zwei

Jahre lang in sich getragen. Angeblich hatte er die ganze Zeit keine Beschwerden, weswegen er den Stab auch nicht herausoperieren ließ. Er starb schließlich an einer Bauchfellentzündung. Bei der Obduktion stellte sich heraus, dass der Fremdkörper stolze 13 Zentimeter lang war. Er war zudem an dem Teilstück, das sich in der Blase befand, mit einer breiten Kruste bedeckt. Auch ein 70-jähriger Mann starb erst zwei Jahre nachdem er sich eine Kornähre in die Harnröhre geschoben hatte. Ein 42-jähriger Mann hatte sich ein Pfeifenrohr in die Harnröhre geschoben. Dieses hatte den rechten Harnleiter durchstochen. Auch er starb erst Monate später an einer Bauchfellentzündung.

Farmers Freud und Leid

Ein Landwirt in den USA band seine Beine an ein Ochsenjoch, dieses wiederum befestigte er an der Hebelhydraulik seines Treckers. Er hatte eine Fernsteuerung gebastelt, mit der er die Hebelhydraulik steuern konnte. In Kopflage onanierte er schließlich. Später wurde er in Pumps und roten Strumpfhosen erstickt aufgefunden, weil im entscheidenden Moment die Fernbedienung versagt hatte.

Nachts im Freibad

Einen 26 Jahre alten Mann schien es besonders zu erregen, wenn er sich selbst bei der Masturbation betrachten konnte. In einer Sommernacht schlich er in ein Freibad und kniete sich auf das Drei-Meter-Brett. Der Vollmond erleuchte das Freibadgelände und er konnte sein Spiegelbild im klaren Wasser erkennen. Während er dann selbstvergessen onanierte, rutschte er ab, fiel vom Brett und ertrank.

»Mir war einfach langweilig …«

Ein Arzt ist verpflichtet, in seinen Krankenblättern genau aufzuschreiben, wie sein Patient zu seiner Verletzung kam. Das ist mitunter dumm für den Patienten, der nicht immer gerne erzählt, wie und wo und was passiert ist. Gerade bei einem Sexunfall. Aus Angst, sich zu blamieren, werden manche sehr erfinderisch. So erfinderisch, dass auch der begriffsstutzigste Mediziner merkt, dass die Geschichte nicht wahr sein kann. Oder wie es der Mediziner Werner Kammer in seiner Dissertation beschrieb: »Nicht immer gelang eine eindeutige Diagnosestellung, zumal die anamnestischen Angaben der Patienten recht zweifelhaft sind und oft aus Schamgefühl die wahren Tatbestände verschleiert, verdreht oder gar falsch sind.« Wir haben die schönsten Ausreden aus deutschen Arztpraxen zusammengetragen.

»Ich wollte mich mit der Saugdüse des Staubsaugers nur ein bisschen massieren. Irgendwie ist dann mein Penis in den Aufsatz geraten.«

»Ich hab seit Tagen einen Scheidenpilz und das hat so gejuckt, dass ich mich mit der Gurke da drinnen kratzen wollte. Und dann hab ich sie nicht mehr herausbekommen.«

»Ich war gerade im Garten und wollte einen Baum beschneiden. Weil unsere Leiter kaputt war, hab ich mich auf den Gartentisch gestellt. Und dann bin abgerutscht und auf den Klappstuhl gestürzt. Ja ... und dabei hab ich mir den Penis verletzt.«

Ein Patient mit einem Eisenring um seinen Penis: »Heute Morgen rutschte ich beim Anziehen aus, fiel hin und als ich wieder aufstand, war da dieser Ring auf meinem Ding.«

»Ich kam gerade aus der Dusche und bin dann noch ganz nass ins Wohnzimmer gelaufen. Ich glitt aus und weil ich glücklicherweise so gelenkig bin, habe ich im Fallen einen Spagat gemacht – und bin dann so auf der Flasche gelandet.«

Eine Frau mit einem entzündeten After: »Ich war gerade in der Badewanne und habe mich auf meinen Badehandschuh gesetzt. Ich hab gar nicht gemerkt, wie der daran gerubbelt hat.«

Ein Mann mit Penisfraktur: »Ich war mit meiner Familie am Wochenende beim Skifahren. Bei einer Abfahrt bin ich von der Piste abgekommen und schnurstracks gegen einen Baum geknallt. Seither tut es da unten sehr weh.« Dass der Patient durch diese Äußerung die wahre Ursache seiner Fraktur verheimlichen wollte, wurde auch durch den Umstand bestätigt, dass er nach der Notversorgung nicht mehr zur weiteren medizinischen Therapie erschien.

»Wissen Sie, wir frühstücken immer im Bett. Dabei fiel uns der Brötchenkorb hinunter, und wir haben angefangen zu suchen. Nun haben wir den starken Verdacht, dass sich dabei eventuell eines der Brötchen in meiner Vagina versteckt hat.«

»Auf meinem Schrank steht eine alte Uhr, die ich aufziehen wollte. Ich holte also einen Schemel, auf den ich mich stellte. Unglücklicherweise fiel ich herunter und dabei genau mit dem Schritt auf eine Stuhllehne.«

»Ich wollte mit den Christbaumkugeln nur meine Beckenbodenmuskulatur trainieren. Dabei ist die eine leider kaputtgegangen.«

Eine Frau mit Brandverletzungen im Intimbereich: »Ich hatte mich gerade ausgezogen, dann ist der Strom ausgefallen. Ich musste ein paar Kerzen aufstellen. Irgendwie bin ich auf eine draufgefallen.«

»Mir war einfach langweilig.«

»Mein Freund saß am Frühstückstisch und schmierte ein Brötchen. Ich wollte mir einen Spaß machen und ihn von hinten erschrecken. Leider hat er sich genau in dem Augenblick umgedreht. Da er das Messer noch in der Hand hatte, ist es irgendwie bei mir unten drin gelandet.«

»Mein Wasserhahn ist kaputt, deswegen musste ich mich mit dem Gartenschlauch waschen und danach tat mir meine Vorhaut so weh.«

»Ich saß vor dem Fernseher und aß einen Teller Spaghetti. Ich war dann so vollgefressen, dass ich die Hose aufmachen musste. Fragen Sie nicht, wie, aber irgendwie geriet der Löffel, den ich in der Hand hatte, in meinen Penis.«

Eine Frau mit einem Deoroller in der Vagina: »Ich habe keine Ahnung, wie der da reingekommen ist. Ich bin heute Morgen aufgewacht und hab dann irgendwas Komisches da drinnen gefühlt.«

Ein Mann, der sich offenbar an seiner Gummipuppe verletzt hatte: »Ich hab mir gerade ein neues Messerset gekauft. Das habe ich am Abend gleich meiner Freundin gezeigt. Die nahm das Messer in die Hand und ließ es leider fallen – genau auf meinen Penis. Deswegen hab ich diese Schnittwunden.«

»Ich habe bei mir zu Hause geputzt: Dabei hatte ich nichts an und bin dann so blöd ausgerutscht, dass ich genau mit dem Penis voran auf den Schreibtisch gefallen bin, und da lag wohl dieser Stift und der muss mir dann irgendwie da vorne reingerutscht sein.«

»Ich bin zu Hause gestürzt und fiel genau auf die Stuhllehne. Dadurch kam der Schnitt in meinen Penis.«

»Ich hab schon seit Tagen Verstopfung und ich dachte, wenn ich mir da was reinstecke und dann hin und her bewege, dann käme das Ganze ein bisschen in Schwung.«

»Als ich von der Toilette kam, bin ich auf unserem glatten Fußboden in der Küche ausgerutscht. Ich hatte meine Hose nicht richtig zugemacht und bin dummerweise mit meinem Hintern in unserem Gemüsekorb gelandet. Der steht bei uns immer auf dem Fußboden, wissen Sie. Und so ist wohl diese Karotte in meinem Hintern gelandet.«

»Ich wollte mit dem Hausputz starten und habe den Staubsauger angeschaltet. Auf einmal flogen aus dem Ding Metallteile, die ganz offensichtlich von dem Gerät selbst stammten. Und die haben mich dann direkt am Penis getroffen, genau hier an der Seite.« Das erklärte natürlich nicht, warum die Hose keinerlei Schrammen abbekommen hatte und wieso nur der Penis verletzt worden war. Der gleiche Mann wurde übrigens ein Jahr später mit Verbrennungsverletzungen am Penis behandelt. Die wollte er sich beim Zelten mit einem Spirituskocher zugezogen haben.

Nun haben wir Ihnen viele Geschichten erzählt. Lustige, traurige, erschreckende, erstaunliche und eklige. Und das war noch nicht alles. Irgendetwas bleibt immer übrig, das weiß jeder, der zu Hause schon einmal das Radio, den Staubsauger oder ein Moped auseinander- und wieder zusammengebaut hat. Aber die folgenden Berichte nicht doch zu erwähnen, wäre einfach schade.

Bei Nichtgefallen: Umtausch möglich!

Einem 44 Jahre alten Chinesen aus Guangzhou wurde 2006 als erstem Menschen weltweit der Penis eines Toten transplantiert. Der Mann hatte sein eigenes Geschlechtsorgan bei einem Unfall verloren. Nur ein Stummel von wenigen Millimetern Länge war übrig geblieben, weshalb der Mann starke Schwierigkeiten beim Wasserlassen und verständlicherweise auch beim Geschlechtsverkehr hatte. Der Mann und seine Frau suchten Hilfe in der Urologie des örtlichen Bezirkskrankenhauses. Die Mediziner berieten sich lange und schlugen schließlich die Transplantation des 10 Zentimeter langen Penis eines 22 Jahre alten, hirntoten Organspenders vor. Der 44-Jährige willigte ein und die Transplantation wurde ein voller medizinischer Erfolg. Doch nur zwei Wochen später klagte das Paar über »schwerwiegende psychologische Probleme«, eine Abstoßungsreaktion der besonderen Art. Und man entschied: Das Ding muss wieder ab! Die Ärzte kamen dem Wunsch, wenn auch widerstrebend, nach.

Keine Zeit für Geschichten

Nicht immer kommen die Patienten dazu, ihre sorgsam ausgedachten Geschichten auch wirklich zu Gehör zu bringen. Als ein Patient auf eine urologische Station kam, dessen Harnröhre durch das Einführen eines Fremdkörpers komplett verkalkt war, vermied der Arzt jegliche Fragen über die Ursache mit der Begründung, es sei ihm völlig egal, woher die Verletzungen seiner Patienten stammten, er als Arzt sei nur dafür zuständig, diese Verletzungen vorurteilsfrei zu behandeln.

Die Liste, Teil 1:

24 Dinge, die schon einmal aus einer Vagina entfernt wurden:

1. Plastikkappe eines Filzstifts
2. Kappe einer Haarspraydose
3. Blechbüchse
4. Kinderspielzeug
5. Plastikpropeller
6. Glassplitter
7. Senftube
8. Ende eine großen Holzpinsels
9. Sicherheitsnadel
10. Wachsmalstift
11. Flaschenverschluss
12. 0,5-Liter-PET-Flasche
13. Keramikscherbe
14. Tauchsieder
15. Gabel
16. Besenstiel
17. Stuhllehne
18. Bohnenstange
19. Zylinder

20. Küchenlampe
21. Gurke
22. Brillenbügel
23. Schraubenzieher
24. Kopfteil eines Aals

Stadtflucht, Landflucht

Bei den Ärzten ist auch das Phänomen bekannt, dass einige Patienten weite Strecken zurücklegen, um mit ihren Sexunfällen nicht im lokalen Krankenhaus aufkreuzen zu müssen. Zu groß wäre die Gefahr, jemanden zu treffen, den man kennt, oder nach der Behandlung den Arzt im Supermarkt zu sehen.

Liebe macht blind

Eine amerikanische Forschergruppe um den Augenarzt Thomas Friberg aus Pittsburgh fand 1996 heraus, dass durch Sex die Funktion des Auges beeinträchtigt werden kann. Ihre Ergebnisse veröffentlichten sie in der Fachzeitschrift *Archives of Ophthalmology*. Anlass für die Forschungen waren die Fälle mehrerer Patienten, die plötzliche Blindheit auf einem Auge beklagten, nachdem sie sich sexuell betätigt hatten. So erzählte ein Mann, dass er mit einem One-Night-Stand »prolongiert und exzessiv« Sex gehabt habe und danach plötzlich nur noch auf einem Auge habe sehen können. Ähnliches berichtete ein 53-jähriger, der bis zur Blindheit onaniert habe. Eine 24-jährige Amerikanerin berichtete, ihr Freund habe sie mit einem Vibrator befriedigt, wodurch sie derart erregt worden sei, dass sie beim Orgasmus auf dem linken Auge nichts mehr habe sehen können. Der Grund dafür, sagt Thomas Friberg, sei ein Bluterguss auf der Netzhaut aufgrund des hohen Blutdrucks. Solche Fälle sind in der Medizin gar nicht selten, aber die Fachärzte können ihre panischen Patienten schnell beruhigen: Fast immer verschwindet dieser Bluterguss nach wenigen Tagen wieder, und die Sehkraft kehrt vollständig zurück.

Schmerzensgeld

Im Juni 2006 meldete die Presseagentur AP: »400.000 Dollar sollen einen 68-Jährigen für eine Dauererektion wegen eines defekten Penisimplantats entschädigen. Neben einem Gefühl der Verlegenheit habe er ständige Schmerzen, klagte der Mann. Der Oberste Gerichtshof des US-Staats Rhode Island bestätigte am Freitag das Urteil.«

Wer ist hier pervers?

Noch Mitte des 20. Jahrhunderts wurden durch sexuelle Handlungen verunfallte Menschen von den Medizinern größtenteils als Perverse eingestuft. Dies ging auch darauf zurück, dass viele der Toten unübliche Sexualpraktiken ausgeübt hatten, wie Fetische, Transvestitismus und auch Homosexualität. In der BRD stand Homosexualität noch bis 1969 bedingungslos unter Strafe. Heutzutage versucht man Worte wie »Perversion« zu vermeiden und benutzt stattdessen Vokabeln wie »Paraphilie« oder »sexuelle Deviation«. Hierbei wird ein Sexualverhalten beschrieben, das von den üblichen sexuellen Normen der Gesellschaft abweicht. Die Weltgesundheitsorganisation WHO hingegen versucht einen noch politisch korrekteren Ausdruck zu etablieren. Als Störung der Sexualpräferenz werden hier unter anderem sexuelle Formen wie Exhibitionismus und Frotteurismus bezeichnet. Unter sexuellen Deviationen leidet man laut dem *Diagnostischen und Statistischen Handbuchs Psychischer Störungen*, wenn man mindestens sechs Monate Anzeichen einer spezifischen Form sexueller Verirrung hat.

Die Liste, Teil 2:

57 Dinge, die schon einmal aus einer Harnröhre entfernt werden mussten

1. Thermometer
2. Wunderkerzen
3. Streichhölzer
4. Nussschalen
5. Wäscheleinen
6. Kupferdraht
7. Kabel
8. Rosen
9. Maden
10. Kugelschreibermine
11. Zweig
12. Getreideähre
13. Bohne
14. Gitarrensaite
15. Hühnerknochen
16. Füllfederhalter
17. Glasrohr
18. Haare
19. Kleiderreste

20. Paraffin
21. Siegellack
22. Schilfrohr
23. Efeublatt
24. Stiel einer Erdbeere
25. Blütenstiel
26. Grashalm
27. Strohhalm
28. Petersilienwurzel
29. Pflanzensamen
30. Haselnuss
31. Kirschkern
32. Fuchsschwanz
33. Schweinssehne
34. Schwamm
35. Ausgebrannte Kohle
36. Geschrumpfte Gurke
37. Papier (zusammengerollt)
38. Schieferstift
39. Dattelkern
40. Goldkettchen
41. Schießpulver
42. Korkstück
43. Zähne

44. Kreidestück
45. Roter Pfeffer, ungemahlen
46. Erbsen
47. Zimmerernagel
48. Watte
49. Kaugummi
50. Uhrenbatterie (Knopfzelle)
51. Eisenstücke
52. Schuhbänder
53. Angelhaken
54. Zigarettenstopfer
55. Lockennadel
56. Metallkatheter
57. Streichholz

Achtung, Hochspannung!

Seit der elektrische Strom Einzug in den Privathaushalt gefunden hat, sterben Menschen durch selbst provozierte Stromreizungen. Häufig finden sich dabei Strommarken an Körperregionen wie dem Genital, dem Anus oder den Brustwarzen.

Erwischt

Kein Sexunfall, aber doch eine nette Geschichte ist die folgende. Am Silvestermorgen 2009 passierte es im oberbayerischen Örtchen Rennertshofen. Während der Frühmesse in der Kirche St. Johannes Baptist war von der Empore erst Gekicher, dann Knarzen, dann eindeutiges Stöhnen zu vernehmen. Eine Katholikin älteren Semesters wagte es, ging den Geräuschen nach und war ziemlich erstaunt von dem, was sich viele schon denken mögen. Sie fand ein Liebespaar in nicht mehr zu leugnender Absicht und Pose. Trotz ihrer angespannten Lage konnten die beiden flüchten, liefen aber dem geistesgegenwärtigen Mesner in die Arme. Eine Anzeige folgte, wobei sich herausstellte, dass der 26 Jahre alte Mann Polizist war. Er wurde suspendiert. Pfarrer Nikolaus M. prangerte in seiner Neujahrspredigt den »eklatanten Mangel an Anstand« sowie »das schamlose Ausleben von Trieben« an. Die Zeitungen der Welt sahen es nicht so spaßfrei: »Romping cop rises the roof – Liebestoller Polizist bringt Kirchendach zum Beben«, schrieb *The Sun* (Großbritannien). Ähnlich äußerten sich auch die *New York Times*, *Le Post* aus Frankreich, *ABC* aus Spanien oder der *Schweizer Blick*.

Schnell bewusstlos

Wenn sich ein Mensch ein Seil um den Hals bindet und daran zieht, kann schon eine Zugkraft von 3,5 Kilogramm durch die Schlagaderkompression früher oder später zur Bewusstlosigkeit führen.

Spanner

Im Übrigen finden nicht nur eine Menge verschiedenartiger Unfälle beim Sex statt. Unter Polizisten ist ein besonderes voyeuristisches Phänomen bekannt: die sexuelle Betätigung während eines Unfalls. So werden beispielsweise bei Autounfällen Augenzeugen in ihren Wägen beobachtet, die durch den Anblick der Zerstörung derart erregt werden, dass sie masturbieren. So wird in der Literatur von ekstatischem Verhalten der Zuschauer öffentlicher Hinrichtungen berichtet. Dabei wurde es als umso erregender empfunden, je mehr der Verurteilte zu leiden hatte.

Verkehrsgefährdung

Experten schätzen, dass mehrere Hunderttausend Unfälle auf deutschen Straßen durch sexuelle Betätigungen am Steuer passieren.

Happy Honeymoon

Einige Ärzte bezweifeln den Zusammenhang zwischen einer Zystitis, also einer Blasenentzündung, und vorherigem, übermäßig häufigem Geschlechtsverkehr. Andere Ärzte wiederum erklären sich den Zusammenhang durch die lokale Nähe der Vagina zur Harnröhre. Mechanische Reibung und die lokale Nähe zum Rektum könnten die Harnröhre reizen und durch Darmbakterien verunreinigen. In der medizinischen Fachliteratur nennt man durch häufige Kohabitation verursachte Entzündung auch »Flitterwochenzystitis«.

Versicherung

Aus: Frankfurter Rundschau 2. Oktober 1999, Nr. 229 »Wilder Sex ist unfallversichert«

Das Oberlandesgericht Düsseldorf entschied, dass die Unfallversicherung einer 35-jährigen Sekretärin ihr nach einem Sexunfall Invaliditätsleistungen in Höhe von 774.325 DM auszahlen muss. Die Frau hatte beim Sex fünf Jahre zuvor rittlings auf ihrem Freund gesessen.

Ihr Freund gab später an, dass die Frau bei einer heftigen Bewegung auf den Metallrand des Bettes geschleudert worden sei. Dabei erlitt die Frau eine Querschnittlähmung. Zunächst erzählte sie den Ärzten nichts von den Begebenheiten des Unfalls. Die Unfallversicherung zahlte erst nur Krankengelder in Höhe von 100.000 DM. Als die Gelähmte jedoch Invaliditätsleistungen forderte, verlangte die Versicherung das Geld zurück, weil eine Kopulationsverletzung dieses Ausmaßes für unwahrscheinlich gehalten wurde, da die Verunfallte über einen Meter weit geschleudert worden sein musste. Das Oberlandesgericht hielt heftige Bewegungen beim Sex jedoch für möglich und urteilte deswegen für die Klägerin.

Die Liste, Teil 3:

27 Dinge, die schon mal in einem Rektum gefunden wurden

1. Handy
2. Schnur
3. Hamsterskelett
4. Konservendose
5. Lampenschirm
6. Gummiball
7. Kerze
8. Blumen
9. falscher Fingernagel
10. Apfel
11. Glühbirne

12. Glassplitter
13. Zwiebel
14. gefrorener Schweineschwanz
15. Regenschirm mit Hülle
16. Werkzeugtasche; komplett mit Werkzeug
17. Sektflasche
18. Colaflasche
19. Massagestab
20. Bocciakugel
21. Spraydose
22. Staubsaugeransatzteil, zwei
23. Hartgummistab
24. Tischtennisball
25. Spatenstiel (19 Zentimeter)
26. Stuhlbein
27. Ausgabe der »Bild am Sonntag« (zusammengerollt)

Ärztliches Handwerk

Keine Angst vorm Gang in die Klinik oder zum Arzt! Unsere Fachleute im weißen Kittel wissen, was sie tun. Flaschen werden mittels zurechtgebogener Kleiderbügel entfernt, Glühbirnen mit einem aus Verbandgaze genähten Netz umfangen, dann zertrümmert und so herausgezogen. Gläser werden mit Gips gefüllt, anschließend wird ein Löffel in die noch weiche Masse gestoßen und später mit dem Gegenstand wieder herausgezogen.

Mittelalterlich

Bereits um das Jahr 1000 gab ein Mediziner namens Alkemisi einen Rat, wie man einen Penisbruch selbst behandeln könne. Dafür brauche man die Gurgel einer Gans, die man zur Stabilisierung um das Glied binden und dann mit Binden umwickeln solle. Nach drei Tagen soll die Schwellung abgeklungen und die Ruptur verheilt sein.

Wassersport

Was der Kenner nur euphemistisch »Water Sports« nennt, bedeutet nichts anderes als das Einbringen von Flüssigkeiten in das Rektum. Fachbegriff: Klysmaphilie. Besonders erregend soll dabei ein sehr starker Wasserdruck sein. Dazu schließt man einen Schlauch an den Wasserhahn an und stülpt sich das andere Ende in den Hintern. Manchmal werden auch andere Flüssigkeiten in das Wasser gemischt, wie Reinigungs- oder Waschmittel oder Alkohol.

Doch eher selten

Im Schnitt erfolgt jeder 175.000. Krankenhausbesuch aufgrund eines Penistraumas in Form einer Fraktur.

Versicherungsfall

Große Probleme haben Hinterbliebene eines Opfers autoerotischer Betätigungen mit dessen Lebensversicherung, die häufig nicht ausgezahlt wird. Begründung dafür ist meist, dass das Opfer sich willentlich einer großen Gefahr ausgesetzt hat und es sich deswegen nicht um einen gewöhnlichen Unfall handelt. Damit die Hinterbliebenen eines tödlich

Verunfallten den Schaden einfordern können, müssen laut den Allgemeinen Versicherungsbedingungen für Unfallversicherungen von 2006 fünf rechtliche Voraussetzungen erfüllt sein:

1. Das Ereignis muss plötzlich auftreten.
2. Es muss eine Einwirkung von außen stattfinden.
3. Der Körper muss durch diese Einwirkung betroffen sein.
4. Durch das Ereignis muss eine Schädigung der Gesundheit hervorgerufen werden.
5. Das Ereignis und die Schädigung müssen unfreiwillig passiert sein.

Sicherlich kann in Zweifel gestellt werden, ob man wirklich von einem unfreiwilligen Ereignis sprechen kann, wenn ein Teil der Schädigung, nämlich der Sauerstoffmangel, sogar gesucht wurde. Die meisten Fälle weisen jedoch auf eine wiederholte Aktivität hin, sodass der Verunglückte zuvor immer wieder zu Bewusstsein gelangt ist. Der Tod tritt also unerwartet ein, womit die Versicherungsbedingungen erfüllt sind und die Ansprüche seitens der Angehörigen geltend sind. Dennoch wird meist nur ein Teil wirklich ausgezahlt, mit einem »normalen« Unfall ist ein autoerotischer Unfall eben doch nicht zu vergleichen.

Herzensangelegenheit

Im *American Heart Journal* diskutierten in den 1990-Jahren verschiedene Herzspezialisten, welche Stellung für den Mann denn wohl am schonendsten sei. Die zwei Optionen dafür waren MOT (»male on top«/ Mann oben) und MOB (»male on bottom«/Mann unten). Letztere, vulgo auch als »Reiterstellung« bekannt, galt bislang in Fachkreisen als besonders schonend. Acht Probanden zwischen 24 und 40 Jahren sollten daher für die Wissenschaftler in beiden Positionen kopulieren – 16 Mal in MOT und 19 Mal in MOB. Die maximale Herzrate bei MOT lag beim Höhepunkt bei 114 Schlägen und bei MOB bei 117 Schlägen. Im *American Heart Journal* hieß es später dazu: »Ein koronar signifikanter Vorteil der MOB-Position ist daher nicht feststellbar.«

Quellen

Bücher

Abd El Farrag, Nadja: Ungelogen, Herbig 2003.

Bohlen, Dieter und Kessler, Katja: Nichts als die Wahrheit, Heyne 2002.

Dissertationen

Dissertation Über Fremdkörper der Blase und Harnröhre, Universität Köln Dezember 1924.

Doege, Wolfgang: Kohabitationsverletzungen, Dissertation, vorgelegt an der Universität Kiel 1977.

Funk, Wilhelm: Über Pfählungs- und Kohabitationsverletzungen, Dissertation, vorgelegt an der Universität Marburg 1934.

Kammer, Werner: Klinik der Penisverletzungen unter Berücksichtigung des masturbatorischen Aspektes, Dissertation, vorgelegt an der Universität München 1972.

Krings, Hans: Autoerotische Unfälle, Dissertation, vorgelegt an der Universität Köln 1973.

Kuhn, Sandra: Autoerotische Todesfälle in Hamburg und München 1983–2002, Dissertation, vorgelegt an der Universität Hamburg 2009.

Rohlje, Uwe: Autoerotik und Gesundheit, Waxmann Verlag, Münster/New York 1991.

Schütt, Andreas: Fremdkörper im Rektum, Dissertation, vorgelegt am Kantonsspital Winterthur (Schweiz) 1970.

Schwab, Peter: Todesfälle durch Strangulation und Rückatmung bei autoerotischer Betätigung, Dissertation, vorgelegt an der Universität Düsseldorf 1975.

Theimuras, Michael Alschibaja: Penisverletzungen bei Masturbation mit Staubsaugern, Dissertation, vorgelegt an der Technischen Universität München 1978.

Fachzeitschriften

Wiener Medizinische Wochenschrift, Ausg. 13, 1913
Wiener Klinische Wochenschrift, Nr. 8, 1916
Klinische Wochenschrift, 13. Jg., Nr. 37, September 1934
Deutsche Zeitschrift für gerichtliche Medizin , Bd. 40, 1951
Rechtsmedizin, 1972 / 2007
American Journal of Obstet Gynecol, Vol. 167, 1992
International Urology and Nephrology, Vol. 25, 1993
International Urology and Nephrology, Vol. 34, 2002
International Journal of Legal Medicine, Vol. 116, 2002
Geburtshilfe und Frauenheilkunde, Vol. 63, 2003, »Urin-inkontinent durch Masturbation«
Schweizer MedForum, 18. Juni 2005
Archives of Sexual Behaviour, Vol. 34, August 2005
Der Urologe, 7/2007; 4/2005; 12/2005
Zeitschrift Emergency Radiology, Ausgabe 13, 2006
International Urogynecology Journal, August 2006
World Journal of Urology, September 2009
Archiv für Kriminologie (Band/Seite): 125/164, 129/16/71, 131/166, 133/142, 135/16, 136/22, 137/17, 142/133, 148/106, 163/25, 171/19, 188/20, 192/17, 199/27, 200/65, 207/148, 212/176

Zeitschriftenartikel

»Sturz in die Kiste«, *DER SPIEGEL,* 41/1991
»Abseitige Pfade«, *DER SPIEGEL,* 6/1996
»Lust ohne Luft«, *DER SPIEGEL,* 49/1997
»Die penile Inkarzeration und ihre Therapie«, *Der Urologe,* 2/2001
»Tod beim Sex: ›Hauch des Wilden‹ im Bordell zuviel fürs Herz«, *dpa,* 4. September 2001 / *Rechtsmedizin,* 3/4/2001
»Totale Penisinfarzierung durch Strangulation in einer Plastikflasche«, *Der Urologe,* 7/2004
»Lust-Rohr spießte Penis auf«, *Medical Tribune,* 20/2004

»Feuerwehr befreit Penis!«, *Medical Tribune*, 46/2004
»Interview Christoph Maria Herbst«, *PUSH Magazin*, Frühling 2005
»Hüter der Gesetzes«, *Die Tageszeitung*, 26. Februar 2007
»Penisverletzung durch eine Moulinette«, *Der Urologe*, 7/2007
»Wissen / Seite 50«, *Tages-Anzeiger*, 31. Oktober 2009

Zeitungsartikel

»Wilder Sex ist unfallversichert«, *Frankfurter Rundschau*, 2. Oktober 1999
»Enumclaw-area animal-sex case investigated«, *Seattle Times*, 15. Juli 2005
»Der Handschellenmann«, *die tageszeitung / AFP*, 5. Mai 2006
»Entschädigung für Dauererektion«, *Berliner Morgenpost/AP*, 25. Juni 2006
»Sex-Unfall in der Herbertstraße«, *Hamburger Morgenpost*, 20. Juli 2006
»Das tut weh!«, *Berliner Kurier*, 19. September 2006
»Schock für Ärzte: Chinese wollte den neuen Penis nicht«, *Berliner Kurier*, 20. September 2006
»Skoff starb an Herzinfarkt im Bordell«, *Österreich*, 9. Juni 2008
»Ärzte holen Haarspraydose aus Frauen-Po«, *Express*, 9. Januar 2009
»Der letzte Kick«, *Frankfurter Rundschau*, 13. Juni 2009
»Tödlicher Unfall mit diesem Spray«, *Hamburger Morgenpost*, 3. Dezember 2009

Online

»More Than ›The Piano Player‹«, SFgate.com, 15. September 1996
»Jürgen Drews zu wild bei Kamasutra-Übung«, Spiegel Online, 16. Mai 2001
»Domina riss Penis-Piercing ihres Sklaven aus«, news.ch, 6. Dezember 2002
»Penis erfolgreich verpflanzt – und wieder amputiert«, Spiegel Online, 19. September 2006
»›Tampon-Mord‹ war ein Sexunfall«, merkur-online.de, 28. September 2007
»Wenn aus dem kleinen Tod der große wird«, Medical Tribune Online, 2. Dezember 2007

»Zu schwer: Mann erdrückt Freundin beim Sex«, 20 Minuten Online, 24. Januar 2008
»Masturbation im Park: Hongkonger steckt in Fitnessgerät fest«, *AFP*, 14. August 2008
»Autofahrer löst Unfall mit zwei Todesopfern aus«, Spiegel Online, 8. Dezember 2008
»Polizist fast erhängt«, Bild.de, 22. Februar 2009
»Todesursache Sexsucht«, Bild.de, 6. Juni 2009
»Die peinlichsten Sexunfälle«, freenet.de, 30. Juli 2009
»Alle reden über den Kirchen-Sex!«, tz-online.de, 6. Januar 2010
»Herztod im Puff: Die Re-Animierdamen kommen«, hersfelder-zeitung.de, 31. März 2010
»Police probe MP's suspicious death«, *BBC NEWS*
»Der Sexunfall«, leuteblog.abendzeitung.de
»Lkw-Fahrer onaniert am Steuer«, n-tv.de / dpa

Sonstige Literatur

Blum, V. u. a.: Urologie und ihre Grenzgebiete, Verlag von Julius Springer, Wien 1926.
Diederichs, P.: Urologische Psychosomatik, Verlag Hans Huber, Bern, Göttingen u. a. 2000.
Hertoft, P.: Klinische Sexologie, Deutscher Ärzte-Verlag, Köln 1989.
LeVay, S.: Keimzellen der Lust, Spektrum Akademischer Verlag, Heidelberg/Berlin/Oxford 1994.
Piechota, H., Waldner, M., Roth, S.: Tipps und Tricks für den Urologen, Springer Verlag 2008, 2. Auflage.
Wienert, V.: Einführung in die Proktologie, Schattauer Verlag, Stuttgart/New York 1985.